慢性肾病与
腹膜透析 护理

○曹芳 李红 主编○洪富源 主审

化学工业出版社

·北京·

本文以问答形式讲解肾病基础知识、腹膜透析基本原理、腹膜透析操作技术及护理、腹膜透析患者教育、自动化腹膜透析机、正确使用药物、科学饮食、腹膜透析患者运动管理、腹膜透析患者心理护理、腹膜透析中心的护理管理以及持续不卧床腹膜透析换液、腹膜透析出口处换药等操作流程。附有相关表格和量表。适合肾病科、血液净化中心护士阅读，适合护士人员对肾病患者，特别是尿毒症患者进行健康教育。

图书在版编目（CIP）数据

慢性肾病与腹膜透析护理／曹芳，李红主编．
—北京：化学工业出版社，2017.12（2023.6重印）
ISBN 978-7-122-30782-8

Ⅰ.①慢…　Ⅱ.①曹…②李…　Ⅲ.①肾疾病-慢性病-护理-问题解答②腹膜透析-护理-问题解答　Ⅳ.①R473.6-44②R473-44

中国版本图书馆 CIP 数据核字（2017）第 253329 号

责任编辑：戴小玲　　　　　　　　文字编辑：李　玥
责任校对：王　静　　　　　　　　装帧设计：刘丽华

出版发行：化学工业出版社
（北京市东城区青年湖南街 13 号　邮政编码 100011）
印　　装：天津盛通数码科技有限公司
787mm×1092mm　1/32　印张 8　字数 185 千字
2023 年 6 月北京第 1 版第 5 次印刷

购书咨询：010-64518888
售后服务：010-64518899
网　　址：http://www.cip.com.cn
凡购买本书，如有缺损质量问题，本社销售中心负责调换。

定　价：35.00 元

编写人员名单

主　　编　曹　芳　李　红

副主编　阮一平

编写人员　曹　芳　李　红　金　爽　阮一平
　　　　　吴家斌　林　苗　林钦玉　李岚绯
　　　　　刘卫华　张　丽　黄秀芬　林　娟
　　　　　林丽娜　林秀铭　穆　艳　钱丹萍
　　　　　严　敏　庄丽婷

主　　审　洪富源

序

慢性肾病（chronic kidney disease，CKD）是一种常见病，我国横断面流行病学调查发现其患病率达10.8%。随着我国社会老龄化、生活方式和环境的变化，慢性肾病患病率还将逐年上升，已成为威胁我国人民健康的重大公共卫生问题。慢性肾病最终可导致终末期肾病，依赖肾脏替代治疗。腹膜透析是肾脏替代治疗三大方法之一，具有安全、有效、简便的特点，有利于患者回归社会。近年来，我国腹膜透析的临床应用和研究发展迅速，特别是紧急启动腹膜透析和自动化腹膜透析等新技术的应用进一步提升透析患者的治疗效果和生活质量。然而，我国腹膜透析腹膜炎发生率和技术失败率仍高于先进国家或地区，这就需要我们医护人员不断学习新知识，对技术不断精益求精。

为提高腹膜透析质量，福建省立医院曹芳、李红主编了《慢性肾病与腹膜透析护理》一书，介绍了肾脏及肾病基本知识和腹膜透析基本原理，着重讲述了腹膜透析技术操作、自动化腹膜透析、科学饮食、患者教育及心理护理等内容。我有幸先浏览了本书，有以下几点体会：①内容丰富先进，紧跟腹膜透析治疗的前沿；②实用，贴近临床实践，操作性强；③耐读，该书行文流畅，表达准确生动。因此，该书可作为肾病专科医师和护士，以及从事肾病相关的专业人士的参考书。

曹芳、李红两位主编长期工作在临床第一线，积累了丰富的临床护理经验。难能可贵的是，她们在繁忙工作之余，追求新知，总结经验，著书奉献同行。我相信本书将为读者带来实用知识，给患者带来切身益处，为提高我国腹膜透析治疗水平做出贡献。故之，我乐于作序，并荐之。

梅长林

解放军肾病研究所　所长
长海长征医院肾病医院　院长
上海市肾脏病临床质量控制中心　主任
中国非公立医疗机构协会　副会长
中国非公立医疗机构协会肾脏病透析专
业委员会　主任委员

二零一七年十月

前 言

　　现代医学技术的发展为患者生命延续提供了许多可能，腹膜透析即是这样一种技术，终末期肾功能衰竭患者依赖它顽强地维系着生命线。腹膜透析是一门年轻的学科，从 20 世纪初理论提出到 1979 年出现连续不卧床腹膜透析（CAPD）真正应用于临床，至今也不过三十几年。但随着新材料、新技术不断应用于临床，腹膜透析技术逐渐完善起来，患者的生存期也越来越长，依靠腹膜透析生存的人数越来越多，居家腹膜透析也越来越普遍，由此腹膜透析逐渐成为早期透析的最佳选择。自动化腹膜透析和新型腹膜透析液的出现和发展，更使腹膜透析的治疗得到进一步的优化。许多临床、护理问题伴随腹膜透析的广泛应用而涌现，亟待医护人员专业而通俗的指导，然而繁忙的临床护理工作令医护人员无暇顾及，基层医护人员也囿于资料所限而无法有效开展健康教育，《慢性肾病与腹膜透析护理》一书正是基于这样的需求而诞生的。

　　本书的宗旨是将新的科学研究结论和临床思维相结合，以通俗易懂的语言，为肾病专科医师和护理人员提供有效的临床信息，涵盖的领域包括慢性肾病透析治疗，尤其是腹膜透析和自动化透析，以及相关的护理、营养、药物、并发症处理等方面。本书的编写力求贴近实际、围绕临床护理一线以及关切患者，力求至少达到三个目标：首先，立足临床、立足基层，但又紧跟国际、国内的新观点和技术；其次，兼顾临床和护理，从较为广阔的视角和范畴，探讨慢性肾病、腹膜透析的相关问题，其中包括近一段时间兴起的自动化腹膜透析；最后，强调实用性，以问题为导向，关注临床实践中常见和棘手的问题，从实践角度，给出较全面的解决方案。

对于慢性肾病患者，尤其是透析患者，腹膜透析仅仅是维系生命的一个渠道，其他诸如药物、心理、营养、教育、社会适应等各方面对改善生存质量、提高存活率都有积极的意义。对肾病患者长期随访跟踪是必要的。因此，本书除聚焦腹膜透析外，还兼顾了肾病防治基本知识的普及。

本书的编写得到了医院、科室同仁的大力支持与鼓励，"肾友会"的患友给了我们很多好的意见和建议，在此向所有关注腹膜透析事业、关爱慢性肾功能衰竭患者的各界人士表示衷心的感谢。同时，限于知识与眼界，书中难免存在不足，敬请批评指正。

编者

2017 年 12 月 8 日于福州

目录

第一章　肾病基础知识　001

什么是肾脏？ …………………………………… 002

肾脏的主要功能有哪些？ ……………………… 002

当肾脏功能发生障碍时，早期有哪些表现？ …… 003

常见的肾病有哪些？ …………………………… 003

成人正常的血肌酐值是多少？ ………………… 004

KDOQI 中慢性肾病如何分期？ ……………… 005

我国慢性肾病如何分期？ ……………………… 005

影响慢性肾病进展的因素有哪些？ …………… 005

慢性肾病的常见表现有哪些？ ………………… 007

慢性肾病的治疗措施有哪些？ ………………… 007

什么是慢性肾功能衰竭？ ……………………… 007

什么是急性肾功能衰竭？ ……………………… 007

引起急性肾功能衰竭的原因有哪些？ ………… 008

终末期肾病患者的临床表现有哪些？ ………… 008

为什么终末期肾病不可逆且不可治愈？ ……… 010

糖尿病并发肾病的因素有哪些？ ……………… 010

糖尿病肾病时肾损害特点有哪些？ …………… 010

如何对糖尿病肾病分期？ ……………………… 010

如何合理控制血糖以保护糖尿病肾病者的肾脏？ …… 011

什么是高血压肾病？ …………………………… 011

高血压肾病的早期信号有哪些？ ……………… 012

高血压对腹膜透析患者的影响有哪些？ ………… 012

什么是肾脏替代治疗？ ……………………… 012

肾脏替代治疗的方式有哪些？ ………………… 012

终末期肾病患者选择合适的治疗方法的依据有

哪些？ ……………………………………… 012

腹膜透析的优点有哪些？ …………………… 013

腹膜透析的缺点有哪些？ …………………… 013

血液透析的优点有哪些？ …………………… 013

血液透析的缺点有哪些？ …………………… 013

肾移植的优点有哪些？ ……………………… 014

肾移植的缺点有哪些？ ……………………… 014

与血液透析相比，持续性不卧床腹膜透

析的优势有哪些？ ………………………… 014

腹膜透析和血液透析的不同之处有哪些？ ……… 015

为什么进行肾脏替代治疗之后和原来的肾脏

功能不一样？ ……………………………… 016

如何保护好残余肾功能？ …………………… 016

什么是贫血？ ……………………………… 016

什么是肾性贫血？ ………………………… 017

什么是贫血发生机制？ ……………………… 017

出现贫血后注意事项有哪些？ ………………… 017

重组人红细胞生成素的给药途径有哪些？ ……… 018

如何确定重组人红细胞生成素应用时机？ ……… 018

肾性贫血治疗的目标值是多少？ ……………… 018

如何评估贫血纠正到合适程度？ ……………… 018

引起终末期肾病的毒素有哪些？ ……………… 018

为什么终末期肾病患者会发生高磷血症？ ……………… 019

为什么终末期肾病患者会发生低钙血症？ ……………… 019

为什么终末期肾病患者血尿酸会升高？ ………………… 019

终末期肾病钙磷代谢紊乱和肾性骨病的

机制有哪些？ ………………………………………………… 020

为什么终末期肾病患者会发生继发性甲

状旁腺功能亢进？ ………………………………………… 020

如何纠正终末期肾病导致的继发性甲状

旁腺功能亢进？ …………………………………………… 021

继发性甲状旁腺功能亢进症行甲状旁腺切除治疗

的适应证有哪些？ ………………………………………… 022

为什么腹膜透析患者容易出现糖脂代谢异常？ ……… 022

如何防治腹膜透析患者糖脂代谢紊乱？ ……………… 022

评估钙磷代谢紊乱的指标有哪些？ ……………………… 023

如何监测腹膜透析患者钙磷代谢状态？ ……………… 023

终末期肾病患者出现消化道出血的原因有

哪些？ ………………………………………………………… 023

为什么终末期肾病患者会出现铁缺乏？ ……………… 024

如何评价和监测终末期肾病患者铁状态？ …………… 024

为什么终末期肾病患者皮肤会瘙痒？ ………………… 024

减轻皮肤瘙痒的方法有哪些？ ………………………… 025

第二章　腹膜透析基本原理　026

成人腹膜的结构特点有哪些？ ………………………… 027

什么是腹膜透析？ ………………………………………… 027

腹膜透析的原理有哪些？ ………………………………… 027

什么是弥散？ ……………………………………………… 027

什么是超滤？ ……………………………………… 028
腹膜透析按照物质清除的顺序依次是哪些物质？ ……… 029
水分的超滤决定因素有哪些？ …………………… 029
腹膜透析的方法有哪几种？ ……………………… 029
腹膜透析的适应证有哪些？ ……………………… 030
腹膜透析的禁忌证有哪些？ ……………………… 030
目前腹膜透析液的种类有哪些？ ………………… 031
临床常用腹膜透析液中的电解质
浓度各是多少？ …………………………………… 031
不同种类的腹膜透析液的特点有哪些？ ………… 032
腹膜透析液双联双袋系统的组成部分有哪些？ …… 032
如何进行腹膜透析？ ……………………………… 032
什么是腹膜透析换液？ …………………………… 034
什么是持续非卧床腹膜透析？ …………………… 034
持续非卧床腹膜透析（CAPD）的特点有哪些？ … 035
什么是间歇性腹膜透析？ ………………………… 035
间歇性腹膜透析的特点有哪些？ ………………… 035
什么是夜间间歇性腹膜透析？ …………………… 036
夜间间歇性腹膜透析的特点有哪些？ …………… 036
什么是持续循环腹膜透析？ ……………………… 036
持续循环腹膜透析的特点有哪些？ ……………… 036
什么是潮式腹膜透析？ …………………………… 037
潮式腹膜透析的特点有哪些？ …………………… 037
什么是日间非卧床腹膜透析？ …………………… 037
什么是自动化腹膜透析？ ………………………… 037
腹膜透析导管末端在体内的哪个位置？ ………… 037
腹膜透析术前应该做的准备有哪些？ …………… 038
老年人腹膜透析的特点有哪些？ ………………… 038
老年人不适合行腹膜透析的原因有哪些？ ……… 039

影响腹膜透析效果的因素有哪些？ •••••••••••••••• 039

第三章 腹膜透析操作技术及护理 040

腹膜透析置管术前指导的意义有哪些？ •••••••••••• 041

什么是腹膜透析出口处？ •••••••••••••••• 041

如何称呼腹膜透析通路的各个部位？ •••••••••••• 041

如何进行腹膜透析置管术后的活动指导？ •••••••••• 041

如何护理腹膜透析导管？ •••••••••••••••• 042

对腹膜透析置管术后前期的患者监
测内容有哪些？ •••••••••••••••••••••• 042

如何对腹膜透析置管术后切口进行护理？ ••••••••• 043

腹膜透析相关的非感染并发症有哪些？ ••••••••••• 043

腹膜透析相关的感染并发症有哪些？ •••••••••••• 043

什么是腹膜透析相关腹膜炎？ ••••••••••••••• 043

什么是腹膜炎复发？ •••••••••••••••••••• 044

什么是腹膜炎再发？ •••••••••••••••••••• 044

什么是腹膜炎重现？ •••••••••••••••••••• 044

什么是难治性腹膜炎？ ••••••••••••••••••• 044

什么是导管相关性腹膜炎？ •••••••••••••••• 044

什么是腹膜炎相关的死亡？ •••••••••••••••• 044

腹膜透析拔管后再置管的注意事项有哪些？ ••••••• 044

影响腹膜透析导管移位的因素有哪些？ ••••••••••• 045

如何处理腹膜透析导管移位？ ••••••••••••••• 045

如何处理腹膜透析导管堵塞？ ••••••••••••••• 046

腹膜透析者胸腔积液发生的因素有哪些？ ••••••••• 046

腹膜透析者发生胸腔积液的治疗措施有哪些？ •••••• 046

如何预防腹膜透析患者发生液体漏液？ ••••••••••• 047

腹膜透析患者腹腔出血的常见因素有哪些？ ……… 047

如何处理腹膜透析患者腹腔出血？ ……………… 047

腹膜透析患者发生心力衰竭的紧急
处理措施有哪些？ ……………………………… 047

如何在腹膜透析换液操作前对环境进行准备？ …… 048

如何在腹膜透析换液操作前对人员进行准备？ …… 048

腹膜透析换液操作准备的用物有哪些？ ………… 048

如何进行腹膜透析换液操作？ …………………… 048

腹膜透析换液的注意事项有哪些？ ……………… 050

如何处理腹膜透析换液后的用物？ ……………… 050

腹膜透析患者出口处换药的评估内容有哪些？ …… 050

腹膜透析出口处换药的目的是什么？ …………… 051

腹膜透析出口处换药的注意事项有哪些？ ……… 051

腹膜透析出口处换药准备的用物有哪些？ ……… 051

腹膜透析外接短管更换的目的是什么？ ………… 051

腹膜透析外接短管更换的注意事项有哪些？ …… 051

哪些情况下应做腹膜透析外接短管更换？ ……… 052

腹膜透析外接短管更换前患者的评
估内容有哪些？ ………………………………… 052

腹膜透析患者外接短管更换准备的
用物有哪些？ …………………………………… 052

如何更换腹膜透析外接短管？ …………………… 052

早期出口处护理的注意事项有哪些？ …………… 052

如何进行出口处长期护理？ ……………………… 053

淋浴后出口处护理应准备的物品有哪些？ ……… 054

对出口处损害的行为有哪些？ …………………… 054

什么是腹膜平衡试验？ …………………………… 054

做腹膜平衡试验的目的是什么？ …………………… 054

腹膜平衡试验应准备的用物有哪些？ …………… 055

进行腹膜平衡试验的注意事项有哪些？ ………… 055

何时做腹膜平衡试验？ …………………………… 055

如何进行腹膜平衡试验的操作？ ………………… 055

腹膜透析患者中腹膜转运类型有哪些？ ………… 056

如何依据腹膜透析患者腹膜转运类
型调整透析处方？ ………………………………… 056

什么是腹膜透析充分性试验？ …………………… 057

腹膜透析充分性检查的目的是什么？ …………… 057

腹膜透析充分性检查的注意事项有哪些？ ……… 058

如何留取透析充分性检查标本？ ………………… 058

腹膜透析充分的临床表现有哪些？ ……………… 058

提高透析充分性的方法有哪些？ ………………… 059

透析处方调整的依据有哪些？ …………………… 059

影响腹膜透析充分性的因素有哪些？ …………… 059

导致腹膜功能衰竭的原因有哪些？ ……………… 059

如何防治腹膜功能衰竭？ ………………………… 060

引起腹膜透析相关疝气的因素有哪些？ ………… 060

如何应对腹膜透析相关胸腔积液？ ……………… 061

如何预防腹膜透析后渗漏并发症？ ……………… 061

导致灌入腹膜透析液后腹痛的原因有哪些？ …… 061

如何预防腹膜透析液灌入引起的腹痛？ ………… 062

腹膜透析相关性腹膜炎的临床表现有哪些？ …… 062

如何诊断腹膜透析相关性腹膜炎？ ……………… 063

如何开始腹膜透析相关性腹膜
炎的经验性治疗？ ………………………………… 063

如何处理凝固酶阴性葡萄球菌腹膜炎？ ……………… 063

如何处理链球菌和肠球菌腹膜炎？ ………………… 064

如何处理金黄色葡萄球菌腹膜炎？ ………………… 064

如何处理铜绿假单孢菌腹膜炎？ …………………… 064

如何处理培养阴性的腹膜炎？ ……………………… 065

腹膜透析患者易患真菌性腹膜炎

的因素有哪些？ ……………………………………… 065

腹膜透析相关性腹膜炎拔除导管

的指征有哪些？ ……………………………………… 065

什么是腹膜透析导管相关感染？ …………………… 066

腹膜炎的预防原则有哪些？ ………………………… 066

腹膜炎的感染因素有哪些？ ………………………… 066

为什么降低早期腹膜炎发生率很重要？ …………… 066

早期腹膜炎的高危因素包括哪些？ ………………… 067

如何预防早期腹膜炎的发生？ ……………………… 067

预防腹膜透析相关感染的具体措施有哪些？ ……… 067

体内液体过多的临床表现有哪些？ ………………… 068

如何纠正腹膜透析患者容量负荷过多？ …………… 068

如何对肾性水肿皮肤进行护理？ …………………… 069

诱发透析患者发生癫痫的病因有哪些？ …………… 069

如何评估腹膜透析患者营养状况？ ………………… 070

腹膜透析相关性营养不良的因素有哪些？ ………… 070

如何治疗腹膜透析相关营养不良？ ………………… 070

如何预防终末期肾病患者的营养不良？ …………… 071

如何判断患者存在营养不良？ ……………………… 072

透析患者发生营养不良时对身体

的危害有哪些？ ……………………………………… 072

如何确定腹膜透析患者需要进行
铁剂治疗的时机？ ………………………………… 073
如何为腹膜透析患者补充铁剂？ ………………… 073

第四章　腹膜透析患者教育 074

腹膜透析者培训的意义有哪些？ ………………… 075
需要再培训的腹膜透析患者有哪些？ …………… 075
如何针对不同患者和高危因素定制培训？ ……… 075
居家腹膜透析需要准备的用物有哪些？ ………… 075
腹膜透析患者的主要评估内容有哪些？ ………… 076
如何安排换液操作时间？ ………………………… 076
腹膜透析者需掌握的知识有哪些？ ……………… 077
腹膜透析者需掌握操作中的重点内容有哪些？ … 077
腹膜透析过程中异常的情况有哪些？ …………… 077
如何紧急处理腹膜透析过程中出现异常情况？ … 078
如何处理腹膜透析液无法灌入情况？ …………… 079
如何处理腹膜透析液无法引流情况？ …………… 080
引流出腹膜透析液中棉絮样物质是什么？ ……… 082
腹膜透析管路出口感染的征象有哪些？ ………… 082
如何进行出口处感染护理？ ……………………… 082
如何正确处理出口处结痂？ ……………………… 084
如何预防腹膜炎发生？ …………………………… 084
如何加热透析液？ ………………………………… 084
腹膜透析操作前检查透析液的内容有哪些？ …… 085
腹膜透析换液操作中三个无菌部位在哪里？ …… 085
发生腹膜炎时患者应对的方法有哪些？ ………… 085
如何护理发生腹膜炎的透析者？ ………………… 085

腹膜透析过程中不可以任意使用抗生素
的原因有哪些？ ················· 086
腹膜炎对机体的影响有哪些？ ············· 086
腹膜透析者需要拔管的情况有哪些？ ·········· 086
如何计算腹膜透析的超滤？ ·············· 087
腹膜透析者容量超负荷的原因有哪些？ ········· 087
腹膜透析患者春季应该注意的问题有哪些？ ······· 088
腹膜透析患者夏季应该注意的问题有哪些？ ······· 088
腹膜透析患者秋季应该注意的问题有哪些？ ······· 089
腹膜透析患者冬季应该注意的问题有哪些？ ······· 089
血压季节性变化规律有哪些？ ············· 089
如何确定家庭自测血压的时间和频率？ ········· 090
血压升高可伴有的症状有哪些？ ············ 090
什么是高血压患者的降压目标？ ············ 090
吸烟对透析者血压的影响有哪些？ ··········· 090
为什么充足的休息与睡眠对控制透析者
的血压很重要？ ·················· 090
如何指导糖尿病腹膜透析患者？ ············ 091
为什么糖尿病肾病的腹膜透析患者透
析时血糖会高？ ·················· 091
糖尿病肾病的腹膜透析患者需要通过腹膜透析
液加胰岛素控制血糖吗？ ·············· 092
老年腹膜透析患者与年轻腹膜透析患者常
见并发症的区别有哪些？ ·············· 092
为什么开始腹膜透析后肌酐不下降？ ·········· 092
如何处理皮肤瘙痒问题？ ··············· 093
透析者门诊随访时应携带的用物有哪些？ ········ 093

如何记录腹膜透析记录本? ……………… 093

24h 尿的留取意义有哪些? ……………… 093

腹膜透析者仍然可以生育吗? ……………… 094

第五章　自动化腹膜透析机　⑨⑤

什么是自动化腹膜透析? ……………… 096

自动化腹膜透析运行的基本原理有哪些? ………… 096

目前国内、外自动化腹膜透析使用现状如何? … 097

自动化腹膜透析与传统的持续非卧床腹膜透析相比,

不同之处有哪些? ……………… 097

自动化腹膜透析的特点有哪些? ……………… 098

自动化腹膜透析的优点有哪些? ……………… 098

自动化腹膜透析的投入使用为医务人员

带来的便利有哪些? ……………… 098

自动化腹膜透析为患者带来的便利有哪些? ……… 099

自动化腹膜透析的适应证有哪些? ……………… 099

自动化腹膜透析的适用人群有哪些? ……………… 099

自动化腹膜透析在终末期肾病患儿中

的应用优势有哪些? ……………… 100

如何选择自动化腹膜透析的透析模式? ………… 100

自动化腹膜透析治疗时准备的用物有哪些? ……… 101

如何进行自动化腹膜透析操作? ……………… 102

自动化腹膜透析治疗时的注意事项有哪些? ……… 104

自动化腹膜透析还可以应用到哪些领域? ………… 104

自动化腹膜透析的发展的阻碍有哪些? ………… 105

如何实现腹膜透析时互联网+ 透析? ………… 105

腹膜透析患者常用的药物有哪些？ …………………… 107

腹膜透析者使用药物的注意事项有哪些？ ………… 107

易导致肾损害的药物有哪些？ ………………………… 107

常见口服降压药物有哪些？ …………………………… 108

如何正确服用降压药物？ ……………………………… 109

如何根据血压波动选择服药时间？ …………………… 109

为什么血压不能降得太快？ …………………………… 110

如何处理血压过高时发生心绞痛？ …………………… 110

舌下含服硝酸甘油的注意事项有哪些？ …………… 110

什么是发生高血压急症时亲属

的正确处理方法？ ……………………………………… 111

口服降糖药的种类有哪些？ …………………………… 111

如何指导终末期肾病患者口服降糖药物？ ………… 112

如何选择胰岛素注射部位？ …………………………… 113

不同注射部位胰岛素吸收有何区别？ ……………… 113

如何进行胰岛素注射部位轮换？ ……………………… 113

胰岛素注射时如何捏皮及掌握注射角度？ ………… 115

如何对胰岛素进行储存？ ……………………………… 116

为什么在胰岛素中可能存在一些气泡？ …………… 117

为什么胰岛素注射针头会发生堵塞？ ……………… 117

为什么注射胰岛素后会发生漏液？ …………………… 117

胰岛素注射针头重复使用安全吗？ …………………… 117

纠正贫血的常用药有哪些？ …………………………… 118

如何使用促红细胞生成素治疗肾性贫血？ ………… 118

促红细胞生成素治疗肾性贫血时低

反应性的原因有哪些? ………………………… 119

促红细胞生成素的不良反应有哪些? ………… 120

高磷血症对腹膜透析患者的危害有哪些? …… 120

口服磷结合剂有哪些? ………………………… 121

为什么腹膜透析患者需要服用复方 α-酮酸片? … 122

什么是腹膜透析者钙制剂正确服用方式? …… 122

为什么要补充活性维生素 D_3? ……………… 122

为什么腹膜透析患者需要补充维生素 D? …… 123

为什么腹膜透析患者需要补充铁剂? ………… 123

如何确定腹膜透析患者使用抗菌药物的时机? … 123

抗菌药物合理应用的原则有哪些? …………… 123

为什么腹膜透析的老年患者需要服用通便药? … 124

如何确定腹膜透析患者使用肝素的时机? …… 124

老年人经常忘记服药如何对其进行指导? …… 124

保健食品可以代替药品吗? …………………… 125

药品、保健品的说明书包含哪些内容? ……… 125

第七章 科学饮食 126

什么是营养? …………………………………… 127

人体的营养状况与哪些因素有关? …………… 127

护士在营养管理中的作用有哪些? …………… 127

如何对患者进行营养评估? …………………… 127

营养评估的人体测量方法有哪些? …………… 128

如何计算体重指数? …………………………… 128

如何进行握力测量? …………………………… 128

如何测量上臂围? ……………………………… 128

如何进行体力活动测量? ……………………… 129

营养评估的实验室检查方法有哪些? ………… 129

什么是前清蛋白? ………… 129

什么是视黄醇结合蛋白? ………… 130

什么是总淋巴细胞计数? ………… 130

什么是氮平衡? ………… 130

营养评估的工具有哪些? ………… 130

什么是微型营养评估? ………… 131

什么是主观综合营养评估? ………… 131

什么是 PG-SGA? ………… 131

什么是营养不良通用筛查? ………… 132

营养风险筛查是营养评估工具吗? ………… 132

如何进行营养风险筛查? ………… 132

何时对患者进行营养评估? ………… 133

什么是慢性肾病的营养治疗? ………… 133

肾病营养治疗目的有哪些? ………… 134

合理的营养治疗在慢性肾病患者
中的作用有哪些? ………… 134

为什么透析时会发生营养不良? ………… 134

透析者营养不良的临床表现有哪些? ………… 135

如何预防腹膜透析患者营养不良? ………… 135

尿毒症患者膳食的基本原则有哪些? ………… 135

如何简单估算理想体重? ………… 137

目前常用体重指标有哪些? ………… 137

不同体力劳动强度的能量有什么需要量? ………… 137

为什么人体需要摄入适量热量? ………… 137

每日如何充足供应透析患者能量? ………… 138

什么是食物分类? ………… 138

如何做到平衡的食物搭配？ ·········· 139

如何分配饮食？ ·········· 139

如何选择食品？ ·········· 139

如何存放与加工生、熟食品？ ·········· 139

饮食上的注意事项有哪些？ ·········· 140

容易损害肾脏的物质有哪些？ ·········· 140

什么是腹膜透析饮食的原则？ ·········· 141

腹膜透析患者厌食的因素有哪些？ ·········· 141

如何应对腹膜透析患者厌食？ ·········· 141

开始透析后患者还需要严格控制饮食吗？ ·········· 142

如何正确认识慢性肾病患者减肥？ ·········· 142

什么是蛋白质？ ·········· 142

为什么人体需要摄入适量的蛋白质？ ·········· 142

为什么蛋白质-能量营养不良是慢性肾衰竭
患者最突出的营养问题？ ·········· 143

为什么非透析慢性肾功能衰竭患者要
采用低蛋白饮食？ ·········· 143

优质蛋白质食物有哪些？ ·········· 143

腹膜透析患者选择蛋白饮食的
注意事项有哪些？ ·········· 143

如何正确指导慢性肾功能衰竭
患者限制蛋白饮食？ ·········· 144

肾功能衰竭患者如何吃肉？ ·········· 144

如何简易计算肾病患者每日蛋白质摄取量？ ·········· 144

如何在短时间内估算食物中蛋白质的含量？ ·········· 145

如何评估慢性肾病患者摄入热量及蛋白质？ ·········· 145

为什么慢性肾病患者不需要禁食豆制品？ ·········· 145

如何指导腹膜透析患者选择合适的油脂？ ………… 145

含脂肪多的食物有哪些？ …………………………… 146

为什么慢性肾功能衰竭患者会发生血脂异常？ …… 146

肾病合并血脂异常时饮食的
注意事项有哪些？ …………………………………… 146

什么是碳水化合物？ ………………………………… 147

为什么要控制碳水化合物（热量）的摄入？ ……… 147

钾离子有哪些作用？ ………………………………… 147

易导致腹膜透析患者出现高钾血
症的原因有哪些？ …………………………………… 148

常见含钾高的蔬菜有哪些？ ………………………… 148

常见含钾高的水果有哪些？ ………………………… 148

常见含钾高的动物食品及其他含
钾高的食物有哪些？ ………………………………… 148

慢性肾病患者减少钾摄入的饮
食方法有哪些？ ……………………………………… 148

含钾低的食物有哪些？ ……………………………… 149

如何维持终末期肾病患者的血钾平衡？ …………… 149

钠离子有哪些作用？ ………………………………… 149

人体钠离子缺乏有哪些副作用？ …………………… 150

减少钠摄入的饮食方法有哪些？ …………………… 150

为什么腹膜透析患者要控制盐的摄入？ …………… 150

如何指导腹膜透析患者控制盐的摄入？ …………… 151

肾源性水肿饮食护理有哪些？ ……………………… 151

水分控制的技巧有哪些？ …………………………… 151

如何知道体内液体太少？ …………………………… 152

钙离子有哪些作用？ ………………………………… 152

含钙高的食物有哪些? •••••••••••••••••••••••••••••••• 152

如何正确指导慢性肾病患者补钙? ••••••••••••••• 152

什么是磷? ••• 153

如何控制腹膜透析患者磷摄入? •••••••••••••••••• 153

含磷高的食物有哪些? •••••••••••••••••••••••••••• 154

为什么慢性肾病患者限磷宜早不宜迟? ••••••••• 154

痛风腹膜透析者饮食原则有哪些? ••••••••••••••• 154

有助于尿酸排除的食物有哪些? •••••••••••••••••• 155

痛风透析者能够进补吗? •••••••••••••••••••••••••• 155

老年肾病患者对饮食的要求有哪些? •••••••••••• 156

合并糖尿病肾病时饮食的基本原则有哪些? ••••••• 156

糖尿病患者的烹饪方法有哪些? •••••••••••••••••• 157

如何给糖尿病肾病患者推荐膳食结构? •••••••••• 157

腹膜透析患者节假日饮食应注意哪些问题? ••••• 157

如何指导腹膜透析患者外出就餐? ••••••••••••••• 158

腹膜透析患者饮酒的不利影响有哪些? ••••••••• 158

腹膜透析患者可以少量饮酒的情况有哪些? ••••• 158

腹膜透析患者吃火锅的注意事项有哪些? •••••••• 158

腹膜透析患者吃鱼、虾类食物的注
意事项有哪些? ••••••••••••••••••••••••••••••••••• 159

如何指导腹膜透析患者饮水及进食蔬菜水果? ••••• 159

腹膜透析患者进补的注意事项有哪些? ••••••••• 160

为何腹膜透析患者要吃粗纤维的食物? •••••••••• 160

如何合理补充富含纤维的食物? •••••••••••••••••• 160

咖喱、香辣等食物对肾脏是否有影响? ••••••••• 160

谷类的营养价值有哪些? •••••••••••••••••••••••••• 161

维生素 B_1 来源于哪里? ••••••••••••••••••••••••••• 161

维生素 C 的营养价值有哪些？ ………………… 161
如何做好饮食日记？ ………………… 161

第八章　腹膜透析患者运动管理　　176

什么是有氧运动？ ………………… 177
有氧运动的特点是什么？ ………………… 177
有氧运动的益处有哪些？ ………………… 177
如何提高心率测量的准确性？ ………………… 177
什么是最大心率？ ………………… 178
什么是最大耗氧量？ ………………… 178
运动包括哪些类型？ ………………… 178
如何衡量活动强度？ ………………… 178
如何简单确定腹膜透析患者运动强度？ ………… 179
中度身体活动包括哪些？ ………………… 179
重度身体活动包括哪些？ ………………… 179
为什么腹膜透析患者需要增加身体活动？ ……… 179
腹膜透析患者参加运动的益处有哪些？ ………… 179
腹膜透析患者身体锻炼的目标是什么？ ………… 180
如何指导腹膜透析患者选择运动方式？ ………… 180
如何安排腹膜透析患者运动时间？ ……………… 180
腹膜透析患者运动疗法的并发症有哪些？ ……… 180
如何减小腹膜透析患者运动风险？ ……………… 181
腹膜透析治疗后患者外出旅游的
注意事项有哪些？ ………………… 181
糖尿病腹膜透析患者外出旅游的
注意事项有哪些？ ………………… 181
透析以后可以有性生活吗？ ………………… 182

第九章　腹膜透析患者心理护理　183

为什么终末期肾病患者会出现心理问题？ ………… 184
如何应对腹膜透析过程中患者遇到的心理
问题？ …………………………………………………… 184
如何判断终末期肾病患者存在抑郁症？ ………… 184
为什么终末期肾病患者会出现自杀的念头？ ……… 185
如何治疗终末期肾病患者的抑郁症？ …………… 185
如何认识终末期肾病患者的性功能障碍？ ……… 185

第十章　腹膜透析中心的护理管理　186

一、　国家卫生和计划生育委员会关于腹膜透析室
　　　（中心）的功能和建立条件 …………………… 187
腹膜透析室（中心）具备的功能有哪些？ ………… 187
腹膜透析室的规章制度有哪些？ ………………… 187
开展腹膜透析必须具备的辅助条件有哪些？ ……… 187
国家卫生和计划生育委员会关于腹膜透析室
（中心）的资格认证标准有哪些？ ……………… 187
如何划分腹膜透析中心必须具备
的各种功能区？ ………………………………… 187
功能区中医护办公室必须具备的用物有哪些？ …… 188
功能区中腹膜透析治疗室必须具
备的用物有哪些？ ……………………………… 188
功能区中接诊室必须具备的用物有哪些？ ……… 188
功能区中培训室必须具备的用物有哪些？ ……… 188
腹膜透析操作治疗室必须符合的条件有哪些？ …… 188

腹膜透析专科护士的职责有哪些？ ……………… 189

腹膜透析专科医师、护士、患者的

合理比例分别是多少？ ……………………………… 189

二、腹膜透析室（中心）病历管理及随访制度

管理规程 …………………………………………… 190

腹膜透析患者的门诊随访病历的内容有哪些？ …… 190

如何收集及保存腹膜透析患者的资料？ ………… 190

腹膜透析患者的随访方式有哪些？ ……………… 191

如何确定患者随访的频率？ ……………………… 191

如何确定腹膜透析患者分级标准？ ……………… 191

如何确定腹膜透析患者分级护理标准？ ………… 191

三、腹膜透析中心护理质量控制 ………………… 192

如何计算腹膜炎发生率？ ………………………… 192

什么是腹膜透析患者技术生存率？ ……………… 192

什么是腹膜透析患者住院率？ …………………… 192

定期的常用护理质量评估报表有哪些？ ………… 193

腹膜透析中心护理操作常规有哪些？ …………… 193

护理规章制度有哪些？ …………………………… 193

第十一章　各项操作流程　　194

一、持续非卧床腹膜透析换液（CAPD） ………… 195

二、腹膜透析出口处换药 ………………………… 197

三、腹膜平衡试验（PET） ………………………… 200

四、腹膜透析外接短管更换 ……………………… 202

五、自动化腹膜透析换液（APD） ………………… 204

附录A 腹膜透析肾友同伴教育文章选登 207

附录B 相关表格 211

一、 发生腹膜炎时调查问卷 …………………………… 212
二、 生活质量问卷 …………………………………… 214
三、 Hamilton 抑郁等级量表 ………………………… 217
四、 Hamilton 焦虑等级量表 ………………………… 221
五、 患者腹膜透析换液操作步骤 …………………… 222
六、 腹膜透析病历首页 ……………………………… 223

参考文献 226

第一章

肾病基础知识

什么是肾脏?

答:每个人体内有两个肾脏,其外形类似蚕豆,对称分布于人身体后中部脊柱两侧,腰部水平。对成人来讲,每个肾脏的大小和自身拳头大小类似,重约150g。见图1-1。

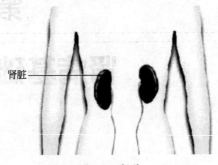

肾脏

图1-1 肾脏

肾脏的主要功能有哪些?

答:(1)分泌尿液,排出体内代谢废物、毒物和药物 人体内总是持续不断地进行各种新陈代谢,产生许多人体不需要甚至有害的代谢物质,其中大部分为蛋白质、碳水化合物、脂类代谢后产生的"废物",如蛋白质代谢产生氨,糖与脂肪经"燃烧"产生二氧化碳与水。肾脏是排泄这些废物的重要器官。

(2)调节体内水和渗透压的平衡 人体内60%由水构成,肾脏则会根据体液水平自动调节尿量和尿渗透压,从而保持体内水和渗透压稳定。

(3)调节电解质水平 肾脏是调节体内电解质稳定的主要器官,经肾脏排泄的元素包括钠、钾、钙、磷等。

(4)调节酸碱平衡 人体血液pH值一般维持在略微碱性的

水平，肾脏则可通过调节 H^+ 和 HCO_3^- 等离子维持血液酸碱度稳定。

（5）分泌生物活性物质　肾脏可生成和调节多种重要的物质，比如促红细胞生成素、活性维生素 D_3、肾素等。

当肾脏功能发生障碍时，早期有哪些表现？

答：肾脏疾病早期不会有明显的症状，但若能定期做尿液检查及血液肾功能的检查，仍可以早期发现病变，早期治疗。若出现以下症状时，需作进一步检查。

（1）排尿刺痛或困难，排尿频繁（尤其夜间易发生）。

（2）腰部疼痛（背部肋缘下面）。

（3）眼皮水肿，足踝发胀或水肿。

（4）泡沫尿（可能有蛋白尿），尿液中带血则尿液可呈铁锈色或棕色。

（5）血压升高。

（6）面色苍白，疲倦，食欲缺乏，呕吐等。

（7）血清肌酐升高。

常见的肾病有哪些？

答：肾病是一个很宽泛的概念。按通俗理解，只要肾脏存在病变，统称为肾病。需要注意的是，终末期肾病并不指某一种肾病，而是各种肾脏疾病导致肾功能减退，最终发展而成的终末期状态，大多数需要依靠肾脏替代治疗，延长生命。从医学的角度，肾脏疾病的种类繁多，可分为以下几种。

（1）原发性肾小球疾病　主要致病机制与免疫系统紊乱有关，或引起疾病的原因还不明确。

根据临床症状，可分为以下几个症候群。

① 急性肾炎：多与感染有关，大多发生于儿童。

② 慢性肾炎：按病理类型分，常见类型包括轻微病变/微小

病变肾病、系膜增生性肾小球肾炎（包括 IgA 和非 IgA 系膜增生性肾小球肾炎）、系膜毛细血管性肾小球肾炎、膜性肾病以及局灶性节段性肾小球硬化等。

③ 急进性肾炎：病理上大多数表现为新月体肾炎。

④ 肾病综合征：主要表现为大量蛋白尿和低蛋白血症，病理类型与慢性肾炎类似。

⑤ 隐匿性肾炎：无明显症状，仅存在血尿、蛋白尿等尿检异常。

（2）继发性肾小球肾炎　肾脏疾病继发于其他疾病，常见包括以下几类。

① 系统性红斑狼疮肾炎。

② 过敏性紫癜肾炎。

③ 糖尿病肾病。

④ 乙型肝炎病毒相关性肾炎。

⑤ 肺出血-肾炎综合征。

⑥ 多发性骨髓瘤肾病。

⑦ ANCA 相关性血管炎肾损害。

（3）遗传性肾病。

（4）泌尿系统感染。

（5）肾小管疾病。

（6）间质性肾炎。

（7）肾血管疾病。

（8）肾结石和梗阻性肾病。

（9）囊肿性肾病和肾肿瘤。

（10）高血压肾病。

（11）妊娠相关性肾病。

（12）药物性肾损害。

成人正常的血肌酐值是多少？

答：成人女性的正常值 $44 \sim 97 \mu mol/L$（$0.5 \sim 1.1mg/dL$），

成人男性的正常值为 $53\sim106\mu mol/L$（$0.6\sim1.2mg/dL$）。

KDOQI 中慢性肾病如何分期？

答：美国肾脏病基金会的肾脏疾病预后质量委员会（Kidney Diease Outcome Quality Initiative，KDOQI）建议将 CKD 依据体表面积校正的肾小球滤过率（Glomerular filtration rate，GFR）水平分为 5 期，1 期为最轻，5 期为最重。

① 1 期，GFR≥90mL/（min·1.73m²），伴有肾脏损害。

② 2 期，GFR 60～89mL/（min·1.73m²），肾脏损害。

③ 3 期，GFR 30～59mL/（min·1.73m²），GFR 中度减低。

④ 4 期，GFR 15～29mL/（min·1.73m²），严重的 GFR 减低。

⑤ 5 期，GFR<15mL/（min·1.73m²）（或已经透析者），肾衰竭。

我国慢性肾病如何分期？

答：我国依据的肌酐清除率（Ccr）水平分期方法，表述如下。

肾功能代偿期，Ccr 为 50～80 mL/min；

肾功能失代偿期，Ccr 为 20～50 mL/min；

肾功能衰竭期，Ccr 为 10～20 mL/min；

终末期肾病期，Ccr 小于 10 mL/min。

影响慢性肾病进展的因素有哪些？

答：（1）从血液流变学角度进行的研究可以证明，肾病透析者有血浆黏度、全血黏度、纤维蛋白含量以及血小板聚集性明显增加的现象，而这些现象是导致肾细胞缺血或坏死的重要原因。

（2）感染是肾病的诱因之一，咽炎、扁桃体炎等感染都会引发肾病，上呼吸道感染则是引发、加重肾病最常见的一种感染。

（3）恶劣的外在环境因素如风寒、潮湿等都会造成人体自身的免疫功能和抗病能力的降低。

（4）过度劳累造成人体免疫力降低，长期过度劳累会引发肾病。

（5）长期憋尿不仅容易引起膀胱损伤，尿液长时间滞留在膀胱还极易造成细菌繁殖，一旦反流回输尿管和肾脏，其中的有毒物质就会造成肾脏感染，从而引发尿路感染，甚至终末期肾病。

（6）乱用药而导致的肾病。许多感冒药、消炎镇痛药、减肥药和中草药都有肾脏毒性，而这些药物在生活中都十分常见，使用广泛。

（7）如果控制不好高血压、糖尿病等慢性病，就容易损害肾脏，间接引发肾病。

（8）食盐过多容易引发肾病。盐的主要成分是氯化钠。钠是人体所必需的矿物质营养素，对胃酸的产生和维持人体血液的渗透压有一定的作用。但是，食盐中的钠在人体中含量过高可使体内积水，产生水肿，能使血容量和小动脉张力增加，导致血压升高，所以食盐量高的人，高血压的发病率相对也高，而高血压极容易并发肾病。

（9）许多疾病可引起肾小球毛细血管滤过膜的损伤，导致肾病综合征。肾病综合征多为原发性，包括原发性肾小球肾病，急、慢性肾小球肾炎和急进性肾炎等。按病理诊断主要包括：微小病变性肾病，膜性肾小球肾炎（膜性肾病），系膜毛细血管增生性肾炎（膜增生性肾炎）和局灶节段性肾小球硬化症。继发性肾病综合征的原因为：感染、药物（汞、有机金、青霉胺和海洛因等）、毒素及过敏、肿瘤（肺、胃、结肠、乳腺实体瘤和淋巴瘤等）、系统性红斑狼疮、过敏性紫癜、淀粉样变及糖尿病等。成人肾病综合征的1/3和儿童的10%可由继发性因素引起。

（10）酸性体质易引起肾功能低下。体液长期呈酸性，属于碱性的矿物质——微量元素被中和，更加速了各种肾病的形成。

慢性肾病的常见表现有哪些？

答：（1）食欲缺乏　这是最早期和最常见的。

（2）呼出气体有臭味（尿味）。

（3）高血压、水肿　最常见的就是踝部或眼睑水肿。

（4）贫血、乏力　可呈现睑结膜苍白、口唇苍白。

（5）皮肤改变　可表现顽固性瘙痒，部分可见皮肤尿素霜渗出、皮肤色素沉着。

（6）尿量正常或减少　尿液不含有正常排出量的废物。

慢性肾病的治疗措施有哪些？

答：慢性肾病的治疗应该采取全面的观点进行处理，包括如下措施。

（1）延缓肾功能减退的措施　治疗原发病及并发症，避免感染、肾毒性药物使用、避免劳累等，调节酸碱平衡，采取优质低蛋白饮食、必需氨基酸等营养治疗，中医中药治疗。

（2）替代治疗　血液透析、腹膜透析、肾移植。

（3）一体化治疗　当达到透析指征时选择适宜的透析方式，充分透析后可接受肾脏移植治疗，而移植肾失功，又可转换成透析治疗。

（4）适当运动、心理治疗　也是慢性肾病患者提高生存质量、回归社会的重要环节。

什么是慢性肾功能衰竭？

答：各种原发或继发性慢性肾病进行性进展引起 GFR 下降及肾功能损害，出现水、电解质和酸碱平衡、代谢紊乱组成的临床综合征。

什么是急性肾功能衰竭？

答：是由多种病因引起的一种临床综合征，其临床表现主要为肾功能在短时间内急剧地进行性下降，新陈代谢废物排出急剧减少，水电解质和酸碱平衡紊乱以及终末期肾病表现。

引起急性肾功能衰竭的原因有哪些？

答：是由于各种病因引起的肾功能在短时间（数小时至几天）内急剧地进行性下降而出现的临床综合征。病因分为以下三类。

(1) 肾前性

① 血容量减少：a. 出血，烧伤，脱水；b. 胃肠道液体丢失；c. 肾脏液体丢失；d. 血管受压。

② 心排出量降低：a. 心肌、瓣膜、心包疾病，心脏压塞；b. 大面积肺栓塞、正压机械通气。

③ 肾/系统性血管阻力比率改变：a. 系统性血管扩张；b. 肾血管收缩；c. 肝硬化伴腹水。

④ 肾低灌注伴肾自主调节反应受损。

⑤ 高黏滞综合征。

(2) 肾后性

① 输尿管梗阻。

② 膀胱颈部梗阻。

③ 尿道梗阻。

(3) 肾性

① 肾血管阻塞：肾动脉阻塞、肾静脉阻塞。

② 肾小球或肾微血管疾病。

③ 肾小管坏死：缺血、毒素。

④ 间质性肾炎。

⑤ 肾小管内沉积和阻塞。

⑥ 肾移植排斥。

终末期肾病患者的临床表现有哪些？

答：(1) 胃肠道症状　最早、最常见的症状，与毒素刺激胃肠黏膜，水、电解质、酸碱平衡紊乱等有关，表现为食欲缺乏、腹胀、恶心、呕吐、腹泻、唇舌溃烂、口中有氨味，严重者可有消化道出血。

（2）血液系统症状

① 贫血：正细胞、正色素性贫血，部分可见小细胞性贫血；② 出血倾向：凝血功能异常，血小板功能减退。

（3）心血管系统症状　高血压，心力衰竭，心包炎，心肌病变及动脉粥样硬化。

（4）精神神经系统症状

① 外周神经病变：肢体麻木，下肢不宁综合征，运动神经异常，深腱反射消失，肢体无力，步态不稳；② 自主神经病变：胃轻瘫，直立性低血压，汗腺分泌减少，性功能障碍；③ 终末期肾病脑病：淡漠，疲乏，意识混乱，注意力下降，记忆减退，昼夜节律改变，判断力丧失，易激惹，行为改变，幻觉，妄想，焦虑，昏迷。

（5）皮肤症状　常见瘙痒，面色萎黄，尿素随汗排出，在皮肤表面形成一层尿素霜。

（6）水、电解质、酸碱平衡紊乱　脱水、水潴留、失钠、钠潴留，高钾血症，代谢性酸中毒，低钙血症，高磷血症，高镁血症等。

（7）肺部症状　肺水肿、胸膜炎、胸腔积液、肺部感染、结核。

（8）肾性骨病　关节周围炎和关节炎、骨痛、骨折、肌无力、原发性肌腱断裂、骨骼变性、生长迟缓、骨质疏松、转移性钙化。

（9）内分泌症及代谢紊乱　促红细胞生成素减少，1，25-二羟胆钙化醇 $[1,25\text{-}(OH)_2D_3]$ 减少，肾素正常或升高，继发性甲状旁腺功能亢进症（甲旁亢），性腺功能降低，甲状腺功能异常，胰岛素代谢下降，下丘脑-垂体-肾上腺轴功能异常等。

（10）免疫功能失调　体液和细胞免疫功能都可受影响，易于并发感染。

为什么终末期肾病不可逆且不可治愈？

答：对于慢性肾衰竭而言，当血肌酐开始升高的时候，肾功能受损已经超过50%，从病理上讲，肾脏内部已经发生了肾单位硬化和间质纤维化，已坏死的部分不可逆转。当大部分肾脏硬化坏死，肾脏开始萎缩，则发展成尿毒症，即终末期肾病。肾功能出现异常后，没有任何办法恢复已硬化的肾脏，只能采取适当干预措施来延缓肾功能衰退进程，当诊断为终末期肾病之后，必需长期采取透析或者肾移植的办法替代肾脏功能，所以说终末期肾病无法治愈。

糖尿病并发肾病的因素有哪些？

答：糖尿病并发肾病是由于糖尿病是一个全身血管病变，主要是毛细血管基膜增厚，导致微循环异常，从而引起许多脏器、器官的异常，此时肾脏可发生肾小球毛细血管基底膜增厚，系膜基质增生，从而导致肾小球硬化症，肾小球硬化后影响了肾小球的滤过功能，从而引起一系列的变化，并发肾病。糖尿病肾病目前已成为影响糖尿病预后的重要因素之一。

糖尿病肾病时肾损害特点有哪些？

答：（1）早期可无蛋白尿或仅为微量白蛋白尿（300～30mg/24h），病情进展可出现持续的显性蛋白尿（>500mg/24h）或白蛋白尿（>300mg/24h）。

（2）肾功能下降。

（3）常合并糖尿病心血管、视网膜等部位并发症。

（4）常有血压升高、水肿。

如何对糖尿病肾病分期？

答：1987年Mogensen建议，将1型糖尿病患者的糖尿病肾病分为 5 期：

① Ⅰ期：急性肾小球高滤过期，肾小球入球小动脉扩张，肾小球内压增加，肾小球滤过率升高，伴或不伴肾体积增大。

② Ⅱ期：正常白蛋白尿期，尿蛋白排泄正常（$<20\mu g/min$ 或 $<30mg/24h$）（如休息时），或呈间歇性微量白蛋白尿（如运动后、应激状态），病理学检查可发现肾小球基底膜轻度增厚。

③ Ⅲ期：早期糖尿病肾病期（UAE $20\sim200\mu g/min$ 或 $30\sim300$ mg/24h），以持续性微量白蛋白尿为标志，病理学检查可见肾小球基底膜增厚及系膜进一步增宽。

④ Ⅳ期：临床（显性）糖尿病肾病期，进展性显性白蛋白尿，部分可进展为肾病综合征，病理学检查可见肾小球病变更重，如肾小球硬化，灶性肾小管萎缩及间质纤维化。

⑤ Ⅴ期：肾衰竭期。

2 型糖尿病患者的糖尿病肾病可参考以上标准分期。

如何合理控制血糖以保护糖尿病肾病者的肾脏？

答：（1）糖尿病治疗主要是通过糖尿病教育、饮食控制、运动疗法、血糖监测和药物治疗将血糖控制在达标范围，以纠正代谢紊乱，防止或延缓并发症的发生。

（2）糖尿病肾病时糖基化血红蛋白 HbA_1C 应尽量控制在 6.5% 以下，提倡尽早使用胰岛素，不用双胍类药物。但老年人、肾功能明显减退者应注意避免低血糖的发生。

什么是高血压肾病？

答：高血压肾病（Hypertensive renal disease）系高血压引起的良性高血压肾硬化和恶性高血压肾硬化。高血压使得血管内血液压力增高，可使得蛋白漏出，蛋白一旦漏出会对肾脏的滤网系统造成破坏，造成恶性循环，久而久之造成的破坏难以逆转，肾脏会代偿增大，直至出现肾衰竭，并伴有相应的临床表现。

高血压肾病的早期信号有哪些?

答:(1)年龄多在 40~50 岁以上且合并有高血压病史 5~10 年以上,一般血压持续增高 150/100mmHg 以上。

(2)夜尿增多,尿检可发现少量尿蛋白。

(3)有眼睑和(或)下肢水肿及心界扩大等表现。

(4)多数有动脉粥样硬化性视网膜病变。

高血压对腹膜透析患者的影响有哪些?

答:持续高血压会加速腹膜透析患者残肾功能的丢失并增加心脏、脑血管等并发症的产生,血压的控制在腹透阶段和非透析氮质血症阶段同等重要。

什么是肾脏替代治疗?

答:当肾功能减退到一定的程度,无法满足机体清除代谢产物的要求时,则需要肾脏替代治疗来协助清除体内毒素及水分。

肾脏替代治疗的方式有哪些?

答:目前肾脏替代治疗的方式有三种,包括腹膜透析、血液透析和肾移植。

终末期肾病患者选择合适的治疗方法的依据有哪些?

答:透析和移植都不能治愈肾脏疾病,平时的生活方式对治疗方式的选择有很大影响,详细了解每一种替代治疗方法,血液透析、腹膜透析或肾移植三种肾脏替代治疗方式可以互相转换,可以单一存在,也可以同时存在,每一种方法均有优点和缺点,一种治疗方式的最初选择并不一定是最终选择。总之,患者应综合医生意见、基础疾病、机体状况、自理能力、经济条件、居住环境、离血透中心远近等条件全面考虑和选择。

腹膜透析的优点有哪些？

答：（1）居家透析，对家属的依赖性小，操作简单。

（2）生活自由度高，对比血液透析，更少依赖医院。

（3）治疗接近生理过程，保护残余肾功能。

（4）对于血压、贫血及骨病的改善较血液透析优越。

（5）不需要血管穿刺，减少痛苦和经血液传播疾病感染的危险。

腹膜透析的缺点有哪些？

答：（1）腹腔长期有液体，腹部显得臃肿。

（2）操作需自己进行，需要较强的无菌观念。

（3）有腹腔感染的可能性。

（4）需要一定的空间保存腹透用品。

血液透析的优点有哪些？

答：（1）由医护人员操作，患者与医护有定期接触。

（2）透析者不用担心储存透析用品的空间。

（3）透析过程中透析者之间可互相交流。

血液透析的缺点有哪些？

答：（1）治疗必须在医院的透析中心进行。

（2）生活方式自由度小。

（3）治疗为间歇性，不符合生理过程，不利于保存残余肾功能。

（4）部分患者就诊过程中需有家属陪伴，并且往返医院。

（5）有感染血源性疾病的危险，如艾滋病、乙型肝炎等。

（6）透析过程中可出现高血压、抽筋等症状，透析后可出现短暂头晕、乏力、疲劳等表现。

肾移植的优点有哪些？

答：（1）自我感觉良好，脱离透析。

（2）精力更充沛。

（3）不必担心透析时间的限制。

（4）终末期肾病并发症较易控制。

肾移植的缺点有哪些？

答：（1）移植需要手术。

（2）等待肾源时间可能很长。

（3）昂贵的免疫抑制药及副作用。

（4）感染的风险增加。

（5）外观形象的改变。

（6）移植一次并不能代表终身使用移植肾。

与血液透析相比，持续性不卧床腹膜透析的优势有哪些？

答：（1）设备简单 腹膜透析不需要将血液引出体外，因此无需建立血管通路，不用担心透析者血管条件。

（2）操作容易 透析者及其家属经过医务人员训练后即可在家中自己操作，减少患者的陪护、往返医院的费用。

（3）安全有效 透析者每日 24h 持续地进行透析，符合生理过程，腹膜透析前后血生化指标较血液透析波动小，而且内环境状态很稳定。

（4）腹膜透析过程中无需使用肝素，因此出血的风险较小，对伴有出血的患者安全性更好。

（5）血流动力学改变不大，特别适用于心血管情况不稳定者、糖尿病患者、老年患者及幼年患者。

（6）居家进行，减少患者往返于医院与家庭之间，对学习、生活及家人的影响较小，尤其适用于需要上学、上班的患者。

（7）血源性疾病的传染风险小，比如肝炎、艾滋病、梅毒等疾病的传染风险较小。

腹膜透析和血液透析的不同之处有哪些？

答：（1）溶质清除　不论腹膜透析和血液透析，只需达到一定透析剂量，即可充分透析，达到对溶质清除的目的。腹膜透析对中分子物质的清除较普通血液透析高数倍，但较高通量透析差。

（2）对残余肾功能的影响　大多终末期肾病患者在进入透析阶段时，仍有残余肾功能，透析对尿量有影响，一段时间后便逐渐发展到无尿。保护残余肾功能对提高透析效果、减少并发症、改善症状、提高存活率至关重要。研究发现腹膜透析患者 2～3 年后发展至无尿，而血液透析患者尿量减少的速度更快。故从保护残余肾功能的角度，开始透析 2～3 年内选择腹膜透析效果更佳。

（3）营养状态　腹膜透析导致营养不良，主要是因为透析液中可带走大量蛋白质和氨基酸。而血液透析营养不良常与透析不充分、透析丢失氨基酸、维生素、微量元素等有关。总体来说，腹膜透析营养不良发生率较血液透析高。

（4）透析设备与技术　腹膜透析设备相对简单，费用不高，技术要求低，操作易掌握，可在家透析，甚至回归社会生活，尤其是使用自动化腹膜透析机，可使患者生活质量大大提高。血液透析设备复杂，费用高，需要专门的医护人员操作，一般需要患者在医院进行透析，透析外的时间，患者可正常生活。

（5）并发症　腹膜透析和血液透析各有各自的相应并发症，腹膜透析并发症可参见本书相应内容。腹膜透析相关性腹膜炎、腹膜功能衰竭、导管功能障碍、疝气等是腹膜透析特有的并发症。

（6）长期存活　多数研究显示，开始透析 3 年内腹膜透析患者病死率较血液透析低，可能的原因是腹膜透析对延缓残余肾功能丢失有利。

（7）对肾移植存活的影响　腹膜透析和血液透析一方面为移植前的准备工作提供足够时间；另一方面使患者处于较好的状态接受移植手术，提高患者及移植肾存活率。研究表明，不论腹膜透析还是血液透析，接受肾移植后存活率、排斥发生率、并发症、病死率都比较接近。

为什么进行肾脏替代治疗之后和原来的肾脏功能不一样？

答：肾脏的功能包括清除体内废物和多余的水分，保持水、电解质和酸碱平衡，维持骨骼的强壮，促进红细胞的生成，控制血压等。透析只能帮助清除部分毒素（不是所有毒素），也不能产生促红素以及其他重要激素。也就是说，肾衰竭后即使通过透析或药物也无法完全代替肾脏的全部功能，因此应该尽可能地保护自身的残余肾功能。

如何保护好残余肾功能？

答：保护好残余肾功能包括对血压的控制、血糖的控制、血脂的控制、避免使用损害肾脏的药物等。对于腹膜透析患者来说，更重要的是要注意透析早期的超滤，要避免过度超滤脱水，否则容易导致肾脏缺血而加剧肾功能的恶化。残余肾功能将随着透析时间的延长而继续下降，透析只能使肾功能恶化过程缓慢些，但它往往不能阻止肾功能的恶化。

什么是贫血？

答：肾性贫血是正细胞正色素性贫血，部分可因铁缺乏等原因呈现小细胞性贫血。慢性肾病（CKD）患者贫血的诊断标准：

WHO定为海平面水平地区，成年男性 Hb＜130g/L，成年非妊娠女性 Hb＜120g/L，成年妊娠女性 Hb＜110g/L。

什么是肾性贫血？

答：肾性贫血是指各种因素造成肾脏促红细胞生成素（EPO）产生不足或终末期肾病血浆中一些毒素物质干扰红细胞的生成和代谢而导致的贫血，是慢性肾病终末期常见的并发症，贫血的程度常与肾功能减退的程度相关，外在表现常有面色苍白、眼结膜苍白、唇甲苍白无光泽等症状。

什么是贫血发生机制？

答：（1）红细胞生成减少　促红细胞生成素绝对减少是导致肾性贫血最重要的原因。其他因素还有红细胞生成抑制因子作用、机体对促红细胞生成素反应性降低、维生素缺乏、微量元素失衡。铁是影响红细胞生成最重要的元素，铁缺乏导致贫血也较常见。

（2）红细胞寿命缩短、破坏过多　常见因素有尿毒症毒素作用、内分泌激素作用、红细胞脆性增加及脾功能亢进等。

（3）红细胞丢失增加　可见于胃肠道糜烂渗血、消化道溃疡出血等，血液透析患者可能还与透析过程血液丢失有关。

出现贫血后注意事项有哪些？

答：早期治疗贫血能够改善透析者的症状，应注意以下内容。

（1）重组人红细胞生成素是目前治疗贫血最有效的方法之一，它使用途径可以是皮下注射，也可以静脉注射。

（2）使用重组人红细胞生成素需要同时补充铁剂和叶酸。铁剂和叶酸也是人体骨髓造血必要原料。

（3）只有在重度贫血（血红蛋白＜60g/L）、危及生命时才输血。

重组人红细胞生成素的给药途径有哪些？

答：血液透析患者建议静脉注射；腹膜透析患者首选皮下注射。建议注射重组人红细胞生成素的部位为上臂三角肌下缘、股部（大腿外侧）、腹部。

如何确定重组人红细胞生成素应用时机？

答：当血红蛋白（Hb）< 100g/L 或血细胞比容< 30%，即可考虑应用重组人红细胞生成素（EPO）治疗。

肾性贫血治疗的目标值是多少？

答：肾性贫血的治疗目标值是控制血红蛋白为 110～120g/L。

如何评估贫血纠正到合适程度？

答：贫血主要是血红蛋白低，血红蛋白需要维持在正常范围，最佳为不超过 120g/L 为宜，所有成人透析者不宜将血红蛋白超过 130g/L。过高的血红蛋白并不能改善预后，相反可能导致血压升高、心血管事件风险增加等问题。

引起终末期肾病的毒素有哪些？

答：引起终末期肾病的毒性物质尚未完全明了。终末期肾病的发生不是某一种毒素单独作用引起，而是多种因素综合作用的结果。常见毒素有以下几类。

（1）小分子物质，如尿素、肌酐、胺类（脂肪族胺、芳香族胺和多胺）、酚类等。

（2）中分子物质，如甲状旁腺素、β_2 微球蛋白、晚期糖基化终末产物等。

（3）大分子物质，如粒细胞抑制蛋白 I 或 II、中性粒细胞抑制蛋白Ⅰ或Ⅱ、终末氧化蛋白产物、瘦素等。

(4) 无机离子及微量元素也可引起终末期肾病症状。

为什么终末期肾病患者会发生高磷血症？

答：(1) 肾功能下降是导致高磷血症的最根本原因。当肾小球滤过率（GFR）低于 60mL/（min·1.73m²）时就可以出现尿磷排泄减少，血磷升高。尽管透析能够清除部分磷，但目前的透析模式清除磷的能力有限，因此高磷血症广泛存在于终末期肾病非透析和维持性透析患者中。研究显示，80%以上维持性血液透析患者中存在高磷血症。

(2) 终末期肾病患者往往存在低钙血症、继发性甲状旁腺功能亢进，以及部分患者应用活性维生素 D_3，通过胃肠道吸收磷增加，骨骼中磷释放入血亦增加。

(3) 高蛋白、高磷饮食也是终末期肾病患者血磷升高的因素之一。

为什么终末期肾病患者会发生低钙血症？

答：大多数终末期肾病患者容易出现低钙血症，主要有以下两个原因。

(1) 由于肾脏 1-α 羟化酶的产生减少导致 1,25-二羟胆钙化醇 [1,25-(OH)₂D₃，骨化三醇] 缺乏，影响了胃肠道内钙的吸收。

(2) 由于肾功能减退，普遍存在高磷血症，导致成纤维细胞生长因子-23（FGF-23）增加，抑制了 1-α 羟化酶，同时骨骼对甲状旁腺激素脱钙作用的抵抗等因素共同导致了低钙血症。

为什么终末期肾病患者血尿酸会升高？

答：(1) 排泄减少　肾脏是人体最重要的尿酸排泄器官，肾小球滤过减少、肾小管重吸收增加、尿酸盐结晶沉积，都可能导致血尿酸升高。绝大部分高尿酸血症具有尿酸排泄障碍，故在终末期肾病患者中，高尿酸血症很常见。

（2）生成或摄入增多　生成增多主要由机体内酶的缺陷所致，多为遗传性缺陷。人体摄入的外源性尿酸，是外界进入人体后代谢而成的尿酸，全部来自于饮食，饮食中的高嘌呤食物，主要是肉食、海鲜，在体内代谢后生成尿酸。

终末期肾病钙磷代谢紊乱和肾性骨病的机制有哪些？

答：钙磷代谢紊乱是终末期肾病患者常见的并发症，主要表现为高磷血症、低钙或高钙血症、继发性甲状旁腺功能亢进及血管钙化。慢性肾衰竭时肾脏合成活性维生素 D_3 减少和磷排泄障碍，导致维生素 D_3 缺乏、低钙和高磷血症，刺激甲状旁腺增生，形成继发性甲状旁腺功能亢进；而甲状旁腺激素（PTH）的溶骨作用又导致高钙血症和高磷血症。上述矿物质和内分泌代谢紊乱共同引发肾性骨病。大量研究证实钙磷代谢紊乱还与患者心血管疾病及病死率密切相关。故应定期评估血钙、磷、甲状旁腺素水平、骨骼及血管状况等。

为什么终末期肾病患者会发生继发性甲状旁腺功能亢进？

答：研究证明，当肾小球滤过率由正常下降至 $25mL/min$ 时，体内钙磷代谢失衡，出现低血钙及高血磷症，刺激免疫反应性甲状旁腺素（IPTH）逐渐升高，平衡低血钙症。但由于肾功能的继续恶化，磷经肾排出进行性减少而持续堆积升高，同时钙也因维生素 D_3 无法经肾活化，而呈持续低钙血症。因此 IPTH 持续升高，直到开始透析治疗时，多数患者已出现 IPTH，而发生继发性甲状旁腺功能亢进及相关全身性病变。另外，肾脏是磷盐唯一的清除器官，终末期肾病所致高磷血症本身可直接刺激甲状旁腺细胞增生及分泌。因此，高血磷较低血钙更能影响甲状旁腺功能亢进的发生。甲状旁腺素分泌升高的同时，也会直接刺激甲状旁腺细胞增生，并使得维生素 D_3 受体数量减少。

如何纠正终末期肾病导致的继发性甲状旁腺功能亢进？

答：对于终末期肾病且未接受透析的患者，甲状旁腺素的合适水平目前不明。如果全段甲状旁腺素水平超出检测的正常值上限，建议首先评价是否存在高磷血症、低钙血症和维生素 D 缺乏。如有异常，应减少饮食中磷的摄入及服用磷结合剂、补充钙和（或）天然维生素 D。如果甲状旁腺素进行性升高并且在纠正了上述可控因素后仍持续高于正常值上限，则建议使用骨化三醇或维生素 D 类似物进行治疗。

针对甲状旁腺素升高而选择初始治疗药物时，应参考血清钙、磷水平和肾性骨病的其他表现。为了保证控制甲状旁腺素的治疗不对血钙、磷水平产生干扰，可以合理调整钙剂和不含钙磷结合剂的剂量。如出现高钙血症和（或）高磷血症，应将骨化三醇或其他维生素 D 制剂减量或停用。如出现低钙血症，推荐根据病情严重程度、同时使用的其他药物以及临床症状和体征对拟钙剂进行减量或停用（2D）。在甲状旁腺素水平低于正常值上限的 2 倍时，建议骨化三醇、维生素 D 类似物和（或）拟钙剂可减量或停用。

对于出现严重的甲状旁腺功能亢进（HPT）的终末期肾病患者，可考虑进行骨化三醇冲击治疗。大剂量间歇疗法（冲击疗法）主要适用于中重度继发性甲状腺亢进患者。用法：IPTH $300\sim500$pg/mL，每次 $1\sim2\mu$g，每周 2 次，口服；IPTH $500\sim1000$pg/mL，每次 $2\sim4\mu$g，每周 2 次，口服；IPTH >1000pg/mL，每次 $4\sim6\mu$g，每周 2 次，口服。剂量调整：①如果经治疗 $4\sim8$ 周后，IPTH 水平没有明显下降，则每周 $1,25(OH)_2$-D_3 的剂量增加 $25\sim50\%$。②一旦 IPTH 降到目标范围，$1,25(OH)_2$-D_3 剂量减少 $25\sim50\%$，并根据 IPTH 水平，不断调整 $1,25(OH)_2$-D_3 剂量。最终选择最小的 $1,25(OH)_2$-D_3 剂量间断或持续给药，维持 IPTH 在目标范围。

经以上一系列方案充分治疗后仍难以控制，建议进行甲状旁腺切除术。

继发性甲状旁腺功能亢进症行甲状旁腺切除治疗的适应证有哪些？

答：（1）严重进展的症状性纤维囊性骨炎，表现为骨骼疼痛、骨折，经充分治疗仍无法纠正。

（2）甲状旁腺素异常升高，并出现持续性高钙、严重皮肤瘙痒、经充分降磷治疗仍持续严重软组织钙化、特发性皮肤坏死、致残性关节炎、关节周围炎或自发性肌腱断裂。

为什么腹膜透析患者容易出现糖脂代谢异常？

答：目前常用的腹膜透析液以葡萄糖为渗透剂，腹膜透析液留腹后葡萄糖通过腹膜被人体吸收。腹膜透析液糖浓度越高，腹膜高转运者，葡萄糖吸收越多。持续不卧床腹膜透析平均每天吸收葡萄糖 100～200g（400～800kcal），这些提供的热量可能使体重增加。长期治疗增加糖负荷，导致胰岛素分泌的增加以及胰岛素抵抗，产生脂代谢紊乱、糖脂代谢异常，最终将导致心血管疾病风险升高。

另外，终末期肾病可使患者更易出现糖脂代谢紊乱。其机制与活性胰岛素缺乏、胰岛素抵抗、胰高糖素水平升高等原因有关。值得注意的是，大多终末期肾病患者食欲减退，摄入热量和营养不足，从透析液中吸收的糖分往往可能并没有增加糖脂代谢异常的风险，而需要注意患者在透析前是否已存在糖脂代谢异常。

如何防治腹膜透析患者糖脂代谢紊乱？

答：应定期检查血糖和血脂，及早发现糖、脂代谢异常，严格限制水盐摄入，避免发生液体潴留，以此减少高渗透析液的需求。如已存在血糖血脂升高，平时应加强活动强度，增加对葡萄糖的消耗，低糖低脂饮食，但同时又需保证能量的摄入，避免营养不良，必要时给予药物控制血糖血脂。

评估钙磷代谢紊乱的指标有哪些？

答：评估钙磷代谢紊乱的指标有以下三个。

（1）血清钙、磷、甲状旁腺激素和维生素D代谢异常。

（2）骨转换、骨矿化、骨容积、骨线性生长或骨强度的异常。

（3）血管或其他软组织的钙化。

如何监测腹膜透析患者钙磷代谢状态？

答：对于透析患者，应每隔1～3个月监测血清钙、磷水平，每隔3～6个月监测甲状旁腺素（PTH）水平。如PTH水平升高，则可增加监测频率。每隔12个月监测碱性磷酸酶活性。

终末期肾病患者出现消化道出血的原因有哪些？

答：上消化道出血是终末期肾病的重要合并症，为终末期肾病患者死亡原因之一。此症状在临床较常见，病因复杂，病变为胃肠道多部位病变。主要病因有以下四个。

（1）终末期肾病患者常合并胃肠黏膜损害 患者血液中的尿素弥散到消化道，在尿素分解细菌的作用下使胃肠道氨含量增加，氨对胃肠黏膜损害引起糜烂、出血、溃疡。

（2）终末期肾病多伴有凝血功能障碍 终末期肾病时体内尿素、肌酐及胍类等毒素增多，影响血小板的黏附和生成，同时体内多抗凝物质降低，抗凝作用减弱导致出血。

（3）终末期肾病患者钙磷代谢紊乱 终末期肾病时钙磷代谢障碍，血钙降低，可引起继发性甲状旁腺功能亢进，甲状旁腺激素增多，刺激胃泌素分泌，胃酸分泌增加，破坏了胃黏膜屏障。

（4）终末期肾病常合并贫血，胃肠黏膜缺血 导致黏膜自身修复差。一旦发生消化道出血可使肾功能损害进一步加重。

为什么终末期肾病患者会出现铁缺乏？

答：主要包括以下几项。
（1）肠道黏膜对铁的吸收下降。
（2）胃肠道显性或隐性失血。
（3）大量蛋白尿。
（4）透析器和血液透析结束时透析管道中血液残留。
（5）频繁抽血检验丢失。
（6）促红细胞生成素治疗过程中铁需要量增加。
（7）血管通路、移植物和瘘中意外失血。
（8）月经过多。

如何评价和监测终末期肾病患者铁状态？

答：目前国际和国内常规使用血清铁蛋白（SF）和转铁蛋白饱和度（TSAT）作为铁状态的评价指标。有条件的单位采用网织红细胞血红蛋白含量评估血液透析患者的铁状态。接受稳定促红细胞生成素治疗的慢性肾病患者、未接受促红细胞生成治疗的维持性血液透析患者、未接受促红素治疗的慢性肾病3～5期非透析患者，应每3个月监测铁状态1次。当初始促红细胞生成治疗、调整促红细胞生成、存在出血、静脉铁剂治疗后需监测疗效或其他可导致铁状态变化（如感染未控制）的情况下需要增加铁状态的监测频率，以调整铁剂治疗方案。

为什么终末期肾病患者皮肤会瘙痒？

答：（1）高磷血症、高甲状旁腺激素、毒素刺激。
（2）皮肤干燥。
（3）肝素的副作用，透析管路及消毒剂过敏。

（4）免疫反应引起瘙痒。

（5）末梢神经系统异常。

减轻皮肤瘙痒的方法有哪些？

答：（1）进餐时服用磷结合剂　在进餐时服用磷结合剂，可以缓解皮肤瘙痒。

（2）低磷饮食。

（3）避免刺激皮肤　不要使用有浓烈香味的肥皂或粗糙的清洁剂，避免使用粉剂或香水。洗完物品或淋浴后，搽点护肤液是有帮助的，但切记不要将护肤液涂抹到腹膜透析出口处。

（4）充分透析　腹膜透析交换次数和量都应按照医嘱的要求去做。

第二章

腹膜透析基本原理

成人腹膜的结构特点有哪些?

答：腹膜是薄而光滑的浆膜，被覆于腹壁和盆腔的内面及腹腔、盆腔脏器的表面。分为壁腹膜和脏腹膜。腹膜总面积为 $2.2m^2$。腹膜具有分泌、吸收、支持、修复和防御功能。腹膜主要由间皮细胞和皮下结缔组织（包括基膜、间质、血管和腹膜的淋巴管）构成，是较理想的半透膜。

什么是腹膜透析?

答：腹膜透析（Peritoneal dialysis）是指依据弥散和超滤的原理，利用自身腹膜的半透膜特性，向腹腔内规律、定时地灌入透析液通过与腹膜另一侧的毛细血管内的血浆成分进行熔质和水份的交换，并将交换后的废液排出体外，以清除体内储留的代谢废物、纠正电解质和酸碱失衡、超滤过多水分的肾脏替代治疗方法之一。

腹膜透析的原理有哪些?

答：腹膜透析的原理包括弥散和超滤。弥散是指物质从高浓度的一侧向低浓度的一侧移动，如肌酐、尿素等可从血液内到腹腔。而超滤是指水分从渗透压低的一侧流向渗透压高的一侧，腹膜透析液的渗透压高于血液，从而可让体内的水分进入腹腔，进而排出体外。

什么是弥散?

答：弥散是在一个限定的分布空间，半透膜两侧的物质有达到相同浓度的趋势，分子的这种运动是无序的，但最终结果是从高浓度一侧向低浓度一侧转运，主要的驱动力是浓度差。透析器即是这种半透膜，这种方式清除率与分子大小、膜孔通透性及透析膜两侧物质浓度差有关。

这种方式的特点：对血液中小分子溶质如尿素、肌酐及尿酸等清除效果好，而对大分子溶质如细胞因子清除效果差。小分子溶质在血液中浓度较高，而半透膜内外浓度差大，且小分子溶质更易于扩散，而大分子溶质不易于扩散。其次，同样的膜对小分子溶质阻力小，而对大分子溶质阻力大。因此大分子溶质在这种浓度梯度差的作用下不能很好地通过透析膜而被清除。见图2-1。

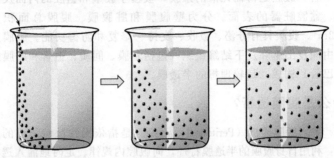

图 2-1　溶质移动——从较高浓度区域扩散/移动到较低浓度区域

什么是超滤？

答：超滤是溶质通过半透膜的另一种方式，在跨膜压的作用下，液体从压力高的一侧通过半透膜向压力低的一侧移动，液体中的溶质也随之通过半透膜，即溶质随水移动，"溶剂拖移"，形成对流过程。其主要的驱动力是压力差。体内溶质很多，从极小分子（如离子）、小分子（如尿素、肌酐）、中分子（如多肽）到大分子（如白蛋白），但溶剂总是血浆。见图2-2。

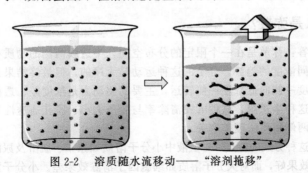

图 2-2　溶质随水流移动——"溶剂拖移"

腹膜透析按照物质清除的顺序依次是哪些物质？

答：腹膜对某物质清除速度与腹膜两侧物质浓度梯度及分子量大小有关，分子量越小，越易被清除。各种物质清除顺序依次为水、尿素、钾、磷、肌酐、尿酸等。

水分的超滤决定因素有哪些？

答：在腹膜透析时，水分的超滤作用取决于下述五个因素。

(1) 腹膜毛细血管内压力。

(2) 腹膜毛细血管内的渗透压。

(3) 腹壁结缔组织内的渗透压。

(4) 腹膜腔内液体的流体静压。

(5) 腹膜透析液中液体的渗透压。

腹膜透析的方法有哪几种？

答：目前所采用的腹膜透析的方法包括以下几种。

(1) 持续非卧床腹膜透析（Continuous ambulatory peritoneal dialysis，CAPD）。

(2) 间歇性腹膜透析（Intermittent peritoneal dialysis，IPD）。

(3) 持续循环腹膜透析（Continuous circulation peritoneal dialysis，CCPD）。

(4) 夜间间歇性腹膜透析（Nocturnal intermittent peritoneal dialysis，NIPD）。

(5) 潮式腹膜透析（Tidal peritoneal dialysis，TPD）。

(6) 日间非卧床腹膜透析（Daytime ambulatory peritoneal dialysis，DAPD）

(7) 由自动循环式透析机操作时，又统称为自动腹膜透析（Automated peritoneal dialysis，APD）。

腹膜透析的适应证有哪些?

答: (1) 腹膜透析的适应证。

① 急性肾功能衰竭。

② 慢性肾功能衰竭。

③ 急性药物或毒物中毒等。

(2) 存在下列情况的透析者应首选腹膜透析。

① 年龄大于 65 岁的老年透析者。

② 原有心血管系统疾病的透析者, 如心绞痛、陈旧性心肌梗死、心肌病、心律失常不能耐受血液透析。

③ 心力衰竭、低血压或难以控制的高血压等患者。

④ 曾有脑血管意外者, 如脑出血或脑梗死等。

⑤ 糖尿病透析者, 尤其合并眼底病变或周围神经病变者。

⑥ 儿童。

⑦ 反复血管造瘘失败者。

⑧ 有明显出血倾向者。

⑨ 血管条件差, 无法建立血管通路者。

⑩ 仍有残余肾功能者。

腹膜透析的禁忌证有哪些?

答: (1) 近期腹部手术后有腹腔引流管者。

(2) 高度肠梗阻或结肠造瘘者。

(3) 膈疝者。

(4) 局限性腹膜炎及广泛腹膜粘连者。

(5) 腹腔内有弥漫性恶性肿瘤或病变性质不清者。

(6) 严重肺部病变伴呼吸困难者。

(7) 妊娠妇女。

目前腹膜透析液的种类有哪些？

答：（1）葡萄糖透析液 是应用最早、使用最为广泛的透析液，其渗透剂为葡萄糖，按照葡萄糖浓度分为 1.5%、2.5%、4.25% 共 3 种。按透析液中钙离子含量可分为生理钙透析液和高钙透析液，其钙含量分别为 1.25mmol/L 和 1.75mmol/L。

（2）葡聚糖透析液 如艾考糊精透析液以 7.5% 艾考糊精为渗透剂。因葡聚糖基本不被腹膜吸收，故其留腹时间可较长，且仍可保持较好的超滤能力。其适用于腹膜超滤功能衰竭、腹膜功能为高平均转运或高转运、糖尿病、容量负荷较重等状况。

（3）氨基酸透析液 以氨基酸为渗透剂，它可预防和纠正腹膜透析患者营养不良，减少糖脂代谢紊乱的发生。适用于合并营养不良或糖尿病的透析患者。

（4）碳酸氢盐透析液 以碳酸氢盐代替乳酸盐作为缓冲剂，生物相容性比较好。

临床常用腹膜透析液中的电解质浓度各是多少？

答：常用腹膜透析液的电解质成分及浓度见表 2-1。

表 2-1 常用腹膜透析液的电解质成分及浓度

成分	浓度/（mmol/L）
钠	132～141
钙	1.25～1.75
镁	0.25～0.5
氯	95～102
乳酸盐	35～40

不同种类的腹膜透析液的特点有哪些？

答：(1) 葡萄糖透析液有 pH 低，葡萄糖和乳酸盐浓度高的特点，它不能够完全纠正患者的代谢紊乱，还会损害腹膜形态和功能，导致腹膜纤维化和新生血管生成，腹膜超滤下降。

(2) 葡聚糖透析液

① 分子量较大，不易通过腹膜，吸收率低，可产生持久的超滤作用。

② 可明显增加钠离子的清除，生物相容性较葡萄糖透析液好，未发现明显的损伤作用。

③ 与葡萄糖透析液相比，可减少透析液中葡萄糖的吸收，较少引起高血糖，并且可改善胰岛素抵抗和脂质代谢。

④ 长期应用安全性较好。

(3) 氨基酸腹透液

① 改善营养不良患者的营养状况。

② 生物相容性较葡萄糖透析液好。

③ 长期使用安全性和葡萄糖没有明显差别。

(4) 碳酸氢盐透析液　可减少纯碳酸氢盐引起的腹膜细胞中毒，同时可避免毛细血管扩张引起的超滤量减少和减少灌注引起的疼痛。

腹膜透析液双联双袋系统的组成部分有哪些？

答：双联双袋连接系统是目前最常用的腹膜透析体外连接系统。包括腹膜透析液袋和废液袋及与此二袋相连 Y 形管两个分支，Y 形管主干用圆形拉环保护，启用后 Y 形管主干与腹膜透析短管接头连接。见图 2-3。

如何进行腹膜透析？

答：在进行腹膜透析之前需要通过局部麻醉的手术方式在腹

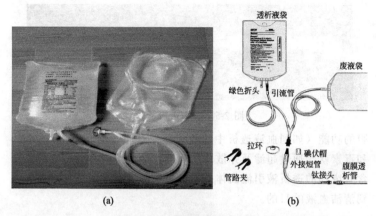

(a)　　　　　　　(b)

图 2-3　双联双袋连接系统

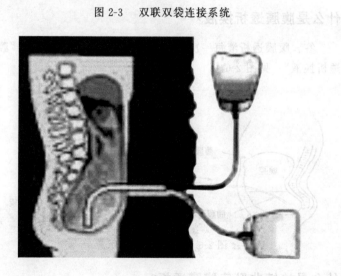

图 2-4　腹膜透析示意

腔内置入一根全长 32～42cm、内径 0.25～0.30cm 的腹膜透析
导管，导管的一端留在腹腔里，中间一段埋在皮下，另一端留在
腹壁外面。见图 2-4、图 2-5。当腹膜透析液灌入腹腔时，借助腹

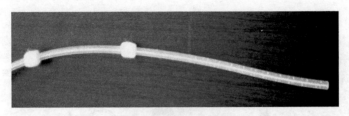

图 2-5　腹膜透析导管

膜的功能（如同血液透析中的透析器滤过膜一样），过多的水分和毒素就会通过超滤及弥散作用而进入透析液内，最后将腹腔内含有废物的透析液引流出体外，整个换液过程不断重复，从而达到清洁血液的目的。

什么是腹膜透析换液？

答：腹膜透析液每一次灌入和引流出腹腔的操作称为"腹膜透析换液"。见图 2-6。

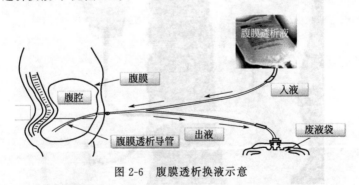

图 2-6　腹膜透析换液示意

什么是持续非卧床腹膜透析？

答：持续非卧床腹膜透析（CAPD）是指每日交换透析液3～5次，每次交换的透析液为 2L。由于腹腔内始终保留着腹膜透析液，患者每天只在更换透析液的短暂时间内活动受限，其他时间内不需要卧床而可从事日常活动，故称为持续非卧床腹膜透析。

持续非卧床腹膜透析（CAPD）的特点有哪些？

答：持续非卧床腹膜透析（CAPD）主要有以下特点。

（1）是一种持续性的内透析，生理状态、内环境稳定，患者自觉症状良好，不会发生透析失调综合征。

（2）腹腔内使用胰岛素最接近生理方式，可以很好地控制糖尿病患者的血糖水平。

（3）循环动力改变不大，特别适用于糖尿病、严重高血压及心血管疾病以及老年患者。

（4）操作简单。

（5）费用较血透或间歇性腹膜透析便宜。

（6）由于液体交换次数较多，腹膜炎发生的比例较高，同时易引起超滤衰竭、腹内压增高相关综合征、治疗性疲劳以及透析不充分。

什么是间歇性腹膜透析？

答：间歇性腹膜透析（IPD）方式是指患者卧床休息，每次向腹腔内灌入腹膜透析液 1000～2000mL，停留约 30～45min，即每天 10h，每周 4～5 天，一般透析间歇期腹腔内不保留透析液。

间歇性腹膜透析的特点有哪些？

答：间歇性腹膜透析（IPD）适用于卧床不起、行动不便或需要家庭护理的患者，其特点有以下四个。

（1）有限的透析日数和时间使患者不易感到疲劳。

（2）IPD 的脱水效果优于持续非卧床腹膜透析。

（3）腹膜炎的发生率和蛋白质丢失均低于持续非卧床腹膜透析。

(4) 清除溶质的能力有限，特别是对中分子物质的清除不如持续非卧床腹膜透析。当最终肾功能完全丧失时，患者就会表现出透析不充分的症状和体征。

什么是夜间间歇性腹膜透析？

答：夜间间歇性腹膜透析（NIPD）是在夜间进行的一种间歇性腹膜透析模式，通常每次灌入量 1～2 L，每次 1～2 h，整个治疗过程持续 8～12 h，每周透析 7 天，透析液量及透析周期均根据患者的腹膜转运特性制定。

夜间间歇性腹膜透析的特点有哪些？

答：夜间间歇性腹膜透析（NIPD）适于行持续非卧床腹膜透析伴有腹内压升高、出现腰背痛、疝气、腹膜透析管周渗漏以及腹膜高转运者。由于透析时间短，故对大、小分子物质的清除较差。

什么是持续循环腹膜透析？

答：持续循环腹膜透析（CCPD）是自动化腹膜透析的主要形式。其方法是患者在夜间入睡前与透析机连接，先将腹腔内透析液引流干净，然后进行透析液交换，每次使用 2～3 L 透析液，在腹腔内留置 2.5～3 h，最末袋透析液灌入腹腔后关闭透析机，并与机器脱离。白天透析液一般在腹内留置 14～16 h，并可根据患者容量情况，调整透析液留置时间和交换次数。日间可自由活动，夜间再与透析机连接进行腹膜透析。

持续循环腹膜透析的特点有哪些？

答：持续循环腹膜透析（CCPD）由腹膜透析机完成换液过程，操作简单，自动加温，控制液体出入量，减少人工换液的次数，减少了腹腔感染的机会。CCPD 的腹膜清除率基本上与持续非卧床腹膜透析相仿，超滤率较高，每天用 8～10L 透析液，可超滤 0.5～3L ；透析在夜间进行，不影响患者工作和日常活动；由于减轻了腹腔内的压力，减少了腹疝和透析液的渗漏。在家中透析，无需他人帮忙，夜间睡眠不受干扰，减少疲劳感。

什么是潮式腹膜透析？

答：潮式腹膜透析（TPD）是指在透析开始时向患者腹腔内注入一定容量的透析液后，每个透析周期只引流出腹腔内部分透析液，并用新鲜透析液替换，这样使得腹腔内腹膜组织始终与大部分透析液接触，直到透析治疗结束后再将腹腔内所有的液体尽可能地引流出来。通常白天进行，先灌入 3L 左右腹膜透析液（或者患者能耐受的最大灌入量），然后每 20min 引流出与灌入 1.5L 液体，共 10 h，然后保持干腹至次日再行 TPD。TPD 亦可夜间进行，称为 NTPD。

潮式腹膜透析的特点有哪些？

答：潮式腹膜透析的特点是腹腔内腹膜组织始终与大部分透析液接触，可使透析充分并达到合适的超滤量。

什么是日间非卧床腹膜透析？

答：日间非卧床腹膜透析（DAPD）是指透析只在白天进行，夜间排空腹腔的一种透析方式。

什么是自动化腹膜透析？

答：吸收了持续性非卧床腹膜透析和间歇性腹膜透析的优点，利用一个循环机(腹透机)(见图 2-7)在夜间进行交换液体，白天将透析液留腹，称为自动化腹膜透析。

腹膜透析导管末端在体内的哪个位置？

答：腹膜透析置管术时需选择最适合的腹膜透析置管点，准确地将腹膜透析导管末端置于腹腔最低位置，直肠膀胱陷凹（男

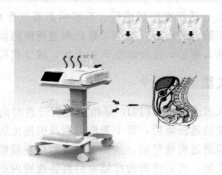

图 2-7 自动化腹膜透析机

性）或直肠子宫陷凹（女性）。

腹膜透析术前应该做的准备有哪些?

答：（1）了解腹膜透析的基本知识，阅读《腹透居家指导手册》和《腹透居家日记》。

（2）手术区剑突下至大腿中上 1/3 处以上、两侧至腋中线皮肤需要备皮，如果手术区皮肤光滑、毛发少，可以只清洁皮肤和更换清洁衣裤。

（3）肠道及膀胱准备　手术当天早晨排空大便，既往有便秘史者需灌肠，进入手术室前排空膀胱。

老年人腹膜透析的特点有哪些?

答：（1）老年人因各项生理功能明显下降、并发症和合并症多等特点，在选择腹膜透析治疗时应合理评估后再做选择。

（2）老年透析者因合并症较多，透析开始的早晚直接关系到预后，因此提倡适当提早开始腹膜透析（GFR < 15mL/min 开始）。

（3）老年腹膜透析者因全身免疫功能下降和营养不良，更易发生腹膜炎和隧道感染。

（4）老年透析者进食少或合并消化系统疾病等，比年轻透析者更易发生腹膜透析后营养不良。

（5）由于老年人腹壁肌肉较薄，张力下降，腹膜透析后腹疝的发生率增加，女性透析者子宫脱垂发病率增高。

（6）老年腹膜透析者相对年轻透析者也易发生便秘，低血压等并发症，应注意防治。

老年人不适合行腹膜透析的原因有哪些？

答：（1）存在严重的视力、听力、活动、认知等障碍。

（2）缺乏家庭助理。

（3）合并肺气肿等慢性阻塞性呼吸系统病变及肺功能存在障碍。

（4）机体代谢状态不稳定，且合并有营养不良。

影响腹膜透析效果的因素有哪些？

答：（1）腹膜的面积　成人腹膜面积为 $2.2m^2$，正常腹膜面积能保证物质的交换。

（2）腹膜的血流量　血流量的大小对腹膜清除率的影响并不十分明显，当腹膜血流量下降至正常的 25％时，尿素清除率仅下降至正常的 75％。

（3）腹膜透析液浓度　腹膜透析液的溶质浓度高，渗透压越高超滤的水越多。

（4）透析液温度（一般透析液温度保持在 37℃）、透析剂量、透析液留腹时间。

（5）其他因素　腹膜本身的病变等均可影响透析效能。

第三章

腹膜透析操作技术及护理

腹膜透析置管术前指导的意义有哪些?

答:缓解患者的紧张情绪,同时对患者强调腹膜透析相关知识培训的重要性,取得家属及患者的配合,对保证患者长期、有效的透析具有重要意义。

什么是腹膜透析出口处?

答:腹膜透析管从腹腔经过腹壁皮肤出口的地方称为出口处,见图3-1。

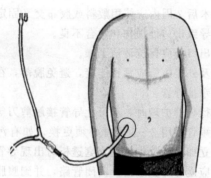

图 3-1 腹膜透析出口处示意

如何称呼腹膜透析通路的各个部位?

答:腹膜透析是由腹膜透析双联双袋系统与身体连接的腹膜透析通路紧密连接完成的,腹膜透析通路的组成部分见图3-2。

如何进行腹膜透析置管术后的活动指导?

答:腹膜透析置管术后第2天应起床活动,但术后3天内活动不宜过多,3天后根据腹部切口情况逐渐增加活动量,如有咳嗽、用力排便等增加腹压的动作,需要用双手十指交叉按压切口处。

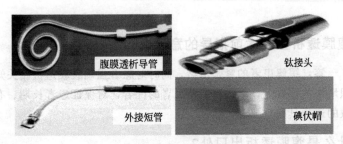

图 3-2 腹膜透析通路的组成部分

如何护理腹膜透析导管?

答:(1)术后 2 周内应使用敷料或胶布交叉固定腹膜透析导管,否则容易导致出口处损伤和愈合不良。

(2)导管出口处应保持清洁干燥。

(3)导管及外接短管应紧密连接,避免脱落,在进行各项操作时注意不要牵扯导管。

(4)在进行导管护理时,不可让导管接触剪刀等锐器物品。

(5)外接短管使用 3~6 个月必须更换,如有污染、破损或开关失灵时应立即更换。如果在家庭透析时出现导管或外接短管污染或渗液,应立即终止透析,夹闭管路,并到腹膜透析中心就诊处理。

(6)碘伏帽只能一次性使用,短管处无需使用消毒剂,禁止使用含有酒精的消毒液直接擦拭导管。

对腹膜透析置管术后前期的患者监测内容有哪些?

答:腹膜透析置管术后的前期监测内容如下。

(1)严密记录患者病情,观察体温、脉搏、呼吸、血压、体重、精神状态,倾听患者主诉。

(2)观察及记录每个透析日的透析液灌入和引流情况以及透析液进出是否通畅,透出液的颜色、性质和量。

如何对腹膜透析置管术后切口进行护理？

答：（1）注意观察手术切口有无渗血、渗液，透析导管应妥善固定以利于导管出口处的愈合，减少渗漏。

（2）在切口完全愈合之前，应用透气性好的无菌纱布覆盖，一周后切口处清洁换药，遇渗液、出汗较多、感染或卫生条件不良时，应及时换药。

（3）换药应由受过训练的专业人员严格按照无菌要求进行操作。

（4）术后 10～14 天拆线，切口愈合差的可延长拆线时间。

（5）禁止行盆浴和游泳，可以淋浴，沐浴时应使用一次性肛门袋保护出口处，淋浴完毕后出口处应及时换药。

腹膜透析相关的非感染并发症有哪些？

答：腹膜透析相关的非感染并发症主要分为五大类。

（1）腹膜透析导管功能障碍，如导管移位、导管堵塞等。

（2）腹腔内压力增高所导致的疝、渗漏等。

（3）糖、脂代谢异常等。

（4）腹膜功能衰竭。

（5）营养不良、心血管并发症、钙磷代谢紊乱等并发症。

腹膜透析相关的感染并发症有哪些？

答：（1）腹膜炎。

（2）腹膜透析出口处感染。

（3）隧道炎症。

什么是腹膜透析相关腹膜炎？

答：是指透析者在腹膜透析过程中由于接触污染、胃肠道炎症、导管相关感染等原因造成致病原侵入腹腔引起的腹腔内急性感染性炎症。主要表现为透出液混浊、腹痛、发热。

什么是腹膜炎复发？

答：腹膜炎痊愈后 4 周内再次发生，致病菌相同或培养结果阴性。

什么是腹膜炎再发？

答：腹膜炎痊愈后 4 周内再次发生，但是致病菌不同。

什么是腹膜炎重现？

答：腹膜炎痊愈后 4 周之后再次发生，致病菌相同。

什么是难治性腹膜炎？

答：对症抗生素治疗 5 天后，临床症状无改善，透出液白细胞仍然 $>100 \times 10^6 /L$。

什么是导管相关性腹膜炎？

答：腹膜炎与出口处或隧道感染同时发生，致病菌相同或细菌培养结果阴性。

什么是腹膜炎相关的死亡？

答：患者因活动性腹膜炎死亡，或因腹膜炎住院死亡，或在腹膜炎发生 2 周之内死亡。

腹膜透析拔管后再置管的注意事项有哪些？

答：（1）通常腹膜炎感染控制后 3 ～ 4 周，可根据病情考虑重新置管。

（2）无合并腹膜炎的出口感染或隧道感染的患者拔管后可立

即置管，但置管位置宜选择原切口对侧。

影响腹膜透析导管移位的因素有哪些？

答：（1）手术相关原因　腹膜透析导管置入体内位置不当；腹膜透析导管引出时皮下隧道方向不当。

（2）肠蠕动异常如便秘或腹泻等。

（3）伤口愈合前未妥善固定腹膜透析导管，反复牵拉腹膜透析导管。

如何处理腹膜透析导管移位？

答：腹膜透析导管移位见图3-3。

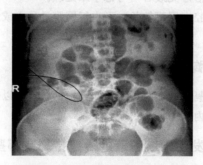

图3-3　腹膜透析导管移位X线

（1）手法复位　患者取卧位，放松腹肌，根据腹膜透析导管漂移在腹腔内的位置设计复位路径，由轻到重在腹壁上通过按、压、振、揉等手法令腹膜透析导管回位（该法仅对部分无网膜包裹的导管漂移有效）。

（2）适当增加活动。

（3）使用缓泻剂，保持大便通畅。

（4）及时排空膀胱。

（5）若腹膜透析导管复位无效，需手术重新置管。但若未影响腹膜透析换液的引流过程，可暂不处理，继续观察。

如何处理腹膜透析导管堵塞?

答：（1）0.9%氯化钠50~60mL快速、加压推入腹膜透析导管。

（2）若怀疑纤维素或血块堵塞导管，可以使用尿激酶封管，尿激酶1万~2万单位加入0.9%氯化钠（生理盐水）5~10mL推入腹膜透析导管中。

（3）保持大便畅通，必要时使用缓泻剂。

（4）增加活动量。

（5）内科治疗无效者可考虑手术处理。

（6）若腹腔大网膜较长，可进行网膜悬吊术或适当切除部分网膜。

腹膜透析者胸腔积液发生的因素有哪些?

答：（1）膈肌缺损，可以是先天性的，也可以是获得性的。

（2）腹腔内压力增高。

腹膜透析者发生胸腔积液的治疗措施有哪些?

答：（1）如胸腔积液影响呼吸，应暂停腹膜透析，必要时行胸腔穿刺引流出液体。

（2）有条件时可行手术修补膈肌或使胸腔闭塞。

（3）极少数情况下，透析液本身作为一种刺激物，引起胸膜粘连固定，透析者在1~2周后可恢复腹膜透析。

（4）采用腹内压较低的腹膜透析（卧位、低容量）。

上述治疗无效者可考虑改行血液透析或肾移植。

如何预防腹膜透析患者发生液体漏液？

答：腹膜透析患者发生腹膜透析液漏液有两种情况，管周渗漏及腹壁渗漏。预防漏液的措施如下。

（1）手术时荷包结扎紧密，可采用双重结扎，并注意避免损伤腹膜透析导管。

（2）置管后休息1～2周开始透析，如期间必需透析，小剂量、半卧位行腹膜透析换液。

（3）避免长时间咳嗽、负重、屏气等增加腹部压力的动作。

（4）除非病情需要，否则可以减少大容量腹膜透析液留腹腔。

腹膜透析患者腹腔出血的常见因素有哪些？

答：（1）凝血功能障碍。

（2）使用抗凝血药。

（3）术中不慎损伤腹壁动脉及其分支。

（4）腹腔内有粘连时放入腹膜透析导管，损伤血管。

（5）女性月经期血液渗透至腹腔。

如何处理腹膜透析患者腹腔出血？

答：（1）腹膜透析换液过程中出现血性透出液，可用2～4L腹膜透析液冲洗腹腔，直到透出液澄清或颜色逐渐变淡。

（2）伤口或出口处出血应及时予以压迫止血。

（3）腹腔内大出血需外科手术处理。腹膜透析的患者初期以及女性患者月经期间，腹膜透析液都可能呈红（粉红）色，一般不需要特殊处理，会自行好转。如果透出液的颜色持续较红，或进行性加深，应通知医师进行处理。

腹膜透析患者发生心力衰竭的紧急处理措施有哪些？

答：（1）协助患者半卧位或坐位，双脚下垂，此时应注意患者安全，预防跌倒、坠床事件发生。

（2）立即给予鼻导管吸氧 $2\sim3L/min$，氧流量依据患者氧化指数调整。

（3）使用高浓度的腹膜透析液如 2.5% 或 4.25% 透析液，清除体内多余水分。

（4）加强饮食指导，减少入量，控制水、盐及含钾食物摄入。

（5）给予心理支持，消除心理恐惧。

如何在腹膜透析换液操作前对环境进行准备？

答：（1）清洁、安静、光线充足、宽敞的适合操作的空间。

（2）务必关上电扇、窗户和空调，避免对流风。

（3）无他人及宠物走动。

（4）容易清洗的操作台。

（5）应每日紫外线消毒 $1\sim2$ 次，每次 40min（30W 紫外线灯管可消毒 $15m^2$ 的房间），每日用消毒水擦拭地面 2 次。

如何在腹膜透析换液操作前对人员进行准备？

答：（1）操作者准备 着装清洁，修剪指甲，洗净双手，正确佩戴口罩，注意力集中。

（2）透析者准备 选择舒适卧位或坐位，正确佩戴口罩。

腹膜透析换液操作准备的用物有哪些？

答：治疗车、37℃ 双联双袋透析液、碘伏帽、管路夹 2 个、记录本、速干手消毒液、腹膜透析液挂钩、放置废液袋器具（面盆）、电子秤。

如何进行腹膜透析换液操作？

答：腹膜透析换液的操作见图 3-4. 流程如下：查对→解释→备透析液、碘伏帽、管路夹→检查腹膜透析液→取出患者身上的外接短管→拉开腹膜透析液接口拉环→取下外接短管上的碘伏帽→透析液与外接短管相连→引流出留腹的透出液→关闭外接短管→折断出口塞→夹闭废液袋→打开外接短管旋钮→液体灌入→关闭外接短管→外接短管与透析液分离→旋上碘伏帽→检查及称量透出液→记录→整理用物。

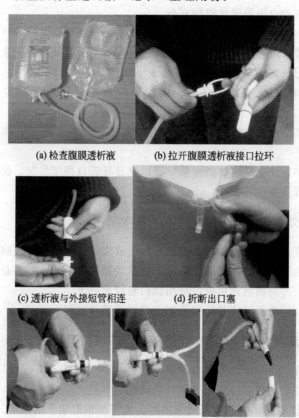

(a) 检查腹膜透析液　　　(b) 拉开腹膜透析液接口拉环

(c) 透析液与外接短管相连　　(d) 折断出口塞

(e) 打开外接短管旋钮　(f) 关闭外接短管　(g) 旋上碘伏帽

图 3-4　腹膜透析换液操作

腹膜透析换液的注意事项有哪些?

答：(1) 外接短管、双联系统、碘伏帽分离和连接时必须严格无菌操作。

(2) 碘伏帽必须一次性使用，注意检查碘伏帽外包装是密合性，帽盖内海绵碘伏浸润充分。

(3) 操作中注意观察患者有无不适，仔细观察腹膜透析液引流、灌入是否通畅，引流液的颜色、性质、引流量是否正常，并准确记录超滤量及尿量。

(4) 操作前、操作中、操作后应做好腹膜透析相关健康教育。

(5) 透析期间注意观察患者的血压、体重及患者肢体有无水肿。

(6) 注意观察腹膜透析导管情况及导管口周围情况，保持腹膜透析管路通畅。

如何处理腹膜透析换液后的用物?

答：(1) 废液袋的处理　剪开废液袋，把透出液倒进厕所里或污物间，然后用水冲洗马桶，把软袋扔进垃圾桶。如果是肝炎患者，冲马桶前透出液应该用漂白粉浸泡一下。

(2) 洗手后将其他物品如记录本等妥善收好。

腹膜透析患者出口处换药的评估内容有哪些?

答：(1) 评估患者合作程度。

(2) 评估腹膜透析管出口处情况。

① 观察出口处周围有无发红、肉芽组织形成、结痂等。

② 用手指按压皮下隧道及出口处皮肤，有无疼痛及压痛。

③ 沿皮下隧道方向由内向外挤压，观察出口处有无分泌物渗出及分泌物性状。

腹膜透析出口处换药的目的是什么？

答：目的是保持腹膜透析出口处及隧道口清洁，预防腹膜透析管出口处、隧道口的感染及腹膜炎的发生。

腹膜透析出口处换药的注意事项有哪些？

答：（1）避免消毒剂进入隧道。

（2）不可用力去除痂皮。术后初期敷料清洁干燥，无异常可每周换药一次，出口处换药 2～3 次/周，如合并感染应 1～2 次/天换药。

（3）敷料污染、潮湿或淋浴后应立即更换。

（4）选择透气性能良好的无菌敷料。

腹膜透析出口处换药准备的用物有哪些？

答：无菌纱布两块（或者其他无菌敷料），一次性换药包，棉签，0.9%氯化钠，碘伏，无菌手套一副，胶布，腹膜透析外接短管一根，根据伤口情况备过氧化氢、抗生素外用制剂等。

腹膜透析外接短管更换的目的是什么？

答：定期更换，避免过度使用导致的物理损伤及腹膜炎的发生。

腹膜透析外接短管更换的注意事项有哪些？

答：（1）换管前保证腹腔内有腹膜透析液，尽可能在换液前更换短管。

（2）妥善固定短管，避免牵拉。

（3）在换管等候时，可视具体环境进行患者培训。

（4）换管结束后，可进行一次常规出口处护理。

哪些情况下应做腹膜透析外接短管更换?

答：(1) 术后每隔 6 个月。

(2) 污染。

(3) 破裂。

(4) 腹膜炎发生后。

腹膜透析外接短管更换前患者的评估内容有哪些?

答：(1) 病情，腹膜透析换液通畅情况。

(2) 更换短管的合作程度。

(3) 舒适的体位。

(4) 透析出口处和隧道口的情况。

腹膜透析患者外接短管更换准备的用物有哪些?

答：无菌纱布 2 块，无菌手套 1 副，60mL 碘伏 1 瓶，腹膜透析外接短管 1 根，管路夹 2 个，碘伏帽 1 个，必要时血管钳（钳柄有保护套）1 把。

如何更换腹膜透析外接短管?

答：查对→解释→适当体位→夹闭腹膜透析外接短管→分离钛接头和旧的外接短管→浸泡钛接头→戴无菌手套→取出新的外接短管→关闭新的外接短管开关→连接新的外接短管→去除血管钳或管路夹→打开外接短管开关→冲洗管路→关闭外接短管→旋上碘伏帽→整理用物→洗手记录。

早期出口处护理的注意事项有哪些?

答：(1) 早期出口处护理只能由专业医师、腹膜透析护士或接受过培训者完成。

(2) 操作过程必须遵守无菌原则，操作环境要求光线充足，操作前要洗手。

（3）术后伤口的敷料不必反复更换，术后 7 天换药，有渗液污染随时更换。

（4）用无菌敷料 10cm×7.5cm 覆盖出口处，导管用纸质胶布固定好，避免牵拉损伤。

（5）术后 2 周内最好不要淋浴，可擦浴。2～6 周内可以在一次性肛门袋（图 3-5）的保护下淋浴，禁止盆浴，避免让出口处或导管浸泡在水里。

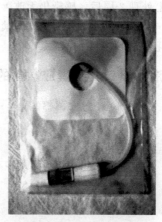

图 3-5　一次性肛门
袋保护外接短管

（6）术后应避免牵拉导致透析液沿导管外漏。

（7）如果出口处出现渗液、损伤、感染或出血，应立即报告医师，及时处理。

（8）出口处应避免缝合，但因出口处出血需要进行缝合时，缝合后应在 3～4 天拆线，避免形成感染灶。

如何进行出口处长期护理？

答：（1）任何时候均妥善固定导管，防止受压、扭曲，导管开口方向最好向下。

（2）出口处要保持干燥。

（3）进行出口处护理时注意观察出口处及隧道口有无异常，无论是可疑的出口处感染，还是出口处急、慢性感染，均应立即留取隧道口分泌物进行培养及做药物敏感试验，同时增加出口处换药次数，如为可疑出口处感染，可局部用抗生素，如选用莫匹罗星涂擦局部，必要时则需全身使用抗生素，在药物敏感结果显示前一般选用广谱抗生素，待药物敏感结果显示后再调整。经以上处理 2 周后，感染仍无改善，则应考虑导管修整术或拔管。

（4）如果出口处有痂皮，禁止强行揭掉，可在无菌生理盐水软化后取下。

淋浴后出口处护理应准备的物品有哪些？

答：（1）1 包无菌棉签。

（2）干净的毛巾。

（3）消毒剂　如碘伏。

（4）3 块 8cm×8cm 无菌纱布。

（5）胶布。

（6）无菌生理盐水。

对出口处损害的行为有哪些？

答：（1）抱婴儿，婴儿可能会拉扯导管。

（2）长指甲，指甲搔抓出口处易引起皮肤感染。

（3）穿紧身衣及用力牵扯衣服。

（4）在出口处用爽身粉。

（5）出口处涂抹乙醇或乙醇制品。

（6）擅自在出口处使用软膏或其他药物等。

什么是腹膜平衡试验？

答：腹膜平衡试验是用于评估腹膜透析患者腹膜转运功能的一种半定量的临床检测方法，其基本原理是在一定条件下测得的腹膜透析液与血液中肌酐和葡萄糖浓度的比值，据此确定患者腹膜转运的类型。

做腹膜平衡试验的目的是什么？

答：（1）选择最适合患者的透析方案。

（2）判断透析效果及预后。

腹膜平衡试验应准备的用物有哪些？

答：治疗车、加热 37℃ 2.5% 2L 腹膜透析液 1 袋、碘伏帽 1 个、管路夹 2 个、速干手消毒液、输液架、磅秤、10mL 注射器 3 付、一次性真空采血针 1 付、一次性真空采血管 1 根、止血带 1 条、棉签 1 包、弯盘 1 个、氯己定（洗必泰）消毒液 1 瓶、口罩 2 个。

进行腹膜平衡试验的注意事项有哪些？

答：（1）严格无菌技术操作。

（2）试验中腹膜透析液在腹腔内充分交换。

（3）在整个过程中，腹膜透析液袋应不离开患者，保持悬挂位置。

（4）严格按照操作时间灌入和引流出腹膜透析液，以保证化验结果的准确性。

何时做腹膜平衡试验？

答：（1）透析开始后的 1 个月。

（2）每隔 6 个月。

（3）腹膜炎愈后 1 个月。

（4）临床出现超滤改变时。

如何进行腹膜平衡试验的操作？

答：（1）前夜常规保留腹膜透析液 8～12h。

（2）准备 2.5% 腹膜透析液 2L，加温至 37℃。

（3）患者取坐位，在 20min 内引流出前夜保留 8～12h 的透析液，测定其引流量。

（4）患者取仰卧位，将 2L 2.5% 的腹膜透析液以 200mL/

min 的速度灌入腹腔内，记录灌入完毕的时间，并以此定为 0h。在透析液灌入每 400mL 时，嘱患者左右翻身，变换体位。

（5）分别收集腹腔保留 0h 和 2h 透析液标本。从腹腔内引流出 200mL 透析液，摇动 2～3 次，消毒加药口，用注射器再抽出 10mL 透析液，测定肌酐和葡萄糖浓度，将剩余的 190mL 灌回腹腔，留存标本并做标记。

（6）在腹腔保留 2h 时，同时抽取血标本，测定血糖和肌酐。

（7）腹腔保留 4h 后，患者取坐位，在 20min 内将腹腔内透析液全部引流出来。

（8）摇动腹膜透析液袋 2～3 次，抽出透析液 10mL，测定葡萄糖和肌酐浓度。

（9）测定引流量，整理用物。

腹膜透析患者中腹膜转运类型有哪些?

答：如表 3-1 所示。

表 3-1　腹膜透析患者中腹膜转运类型

转运类型	D/Pcr	透出液葡萄糖/(mmol/L)	腹膜透析液引流量/mL	净超滤量/mL
高转运	0.82～1.03	13～28	1580～2084	−505
高平均转运	0.66～0.81	28～40	2085～2367	35～320
均值	0.65	40	2368	320
低平均转运	0.50～0.64	40～53	2369～2650	320～600
低转运	0.34～0.49	53～68	2651～3326	600～1276

注：D 为透析液肌酐，Pcr 为血肌酐。

如何依据腹膜透析患者腹膜转运类型调整透析处方?

答：如表 3-2 所示。

表 3-2 依据腹膜透析患者腹膜转运类型调整透析处方

转运类型	持续非卧床腹膜透析效果测定		推荐透析处方
	超滤率	清除率	
高转运	差	充分	自动化腹膜透析或夜间间歇性腹膜透析或日间非卧床腹膜透析
高平均转运	充分	充分	持续非卧床腹膜透析/持续循环腹膜透析
均值	好	充分	标准持续非卧床腹膜透析或持续循环腹膜透析
低平均转运	好	不充分	大剂量持续非卧床腹膜透析
低转运	非常好	不充分	大剂量持续非卧床腹膜透析或血液透析

什么是腹膜透析充分性试验?

答：腹膜透析充分一般指腹膜透析患者心理状态、食欲良好，体重稳定或略有增加，体力恢复，慢性并发症减少或消失，终末期肾病毒素清除充分。目前公认的透析充分性标准为持续非卧床腹膜透析每周尿素清除指数（Kt/V）$\geqslant 1.7$，每周肌酐清除率（Ccr）$\geqslant 50$ L/1.73 m^2。腹膜透析充分性试验常指评估 Kt/V 的试验。其中 K 指的是 Effective urea clearance（有效尿素清除率），t 指的是 Effective dialysis time（有效透析时间），V 指的是 Volume of distribution of urea（尿素容积分布）。

腹膜透析充分性检查的目的是什么?

答：定期评估腹膜透析充分性，依据评估结果调整腹膜透析方式和处方。

腹膜透析充分性检查的注意事项有哪些？

答：24h尿量、24h透析液、血液肌酐、尿素氮检测时间应同步进行。

如何留取透析充分性检查标本？

答：（1）留取24h尿（放在阴凉洁净处保存），混匀后记24h总尿量，用干燥/洁净容器留取20mL尿液标本送检，化验24h尿素氮、尿肌酐。

（2）留取24h腹膜透析液，洁净处保存，置于大容器中充分混匀，准确计量，记录腹膜透析液总入量及总出量，混匀取20mL于干燥洁净容器中送检，化验24h腹膜透析液生化肌酐、尿素氮。

（3）标本留取好的当日早晨空腹到医院抽血查血肌酐、尿素氮。

（4）透析液与尿液留取的时间必须一致。

腹膜透析充分的临床表现有哪些？

答：临床上不能采用单一指标评估透析充分性，应根据临床表现、溶质清除和液体平衡状况、营养状况，钙、磷管理及生活质量等指标进行综合评估。

（1）患者精力充沛，食欲良好、体重增加、体力恢复可维持较好的生活能力。

（2）处于正常容量状态，无容量依赖性高血压、心力衰竭、肺水肿、浆膜腔积液与组织间隙水潴留及外周水肿表现，体重稳定。

（3）营养状况良好，血清白蛋白≥35 g/L，主观综合性营养评估（SGA）正常，无明显贫血。

（4）无明显代谢性酸中毒和电解质紊乱的表现。钙磷乘积维

持在 $2.82\sim4.44$（$mmol^2/L^2$）；IPTH 维持在 $150\sim300$ pg/mL。

（5）溶质清除率指标　尿素清除指数（Kt/V）、肌酐清除率（Ccr），目前公认的透析充分性标准为持续非卧床腹膜透析每周尿素清除指数（Kt/V）$\geqslant1.7$，每周肌酐清除率（Ccr）$\geqslant50L/1.73m^2$。

（6）其他指标　标准化蛋白质分解代谢率（nPCR）、标准化蛋白质等效氮表现率（nPNA）。

（7）慢性并发症减少或消失。

提高透析充分性的方法有哪些？

答：（1）透析处方个体化。

（2）保护残余肾功能。

（3）定期评估腹膜转运特性。

（4）增加水分的清除。

（5）增加小分子溶质的清除。

（6）定期随访、及时发现问题。

透析处方调整的依据有哪些？

答：对于持续性腹膜透析患者，调整腹膜透析处方的依据包括腹膜转运特性、残余肾功能、透析者的临床状态及体表面积。

影响腹膜透析充分性的因素有哪些？

答：造成溶质清除不充分主要有以下两大原因。

（1）透析者方面　患者依从性，残余肾功能减退，腹膜溶质转运特性改变，腹膜交换面积减少。

（2）透析处方方面　有效腹膜面积，腹膜通透性，腹膜透析液存留腹腔时间过短，有效透析时间或透析剂量不足。

导致腹膜功能衰竭的原因有哪些？

答：可能的原因为使用非生理性腹膜透析液和反复发生腹膜

炎，其次为腹膜纤维化、血管生成和血管通透性增加从而导致清除毒素和超滤功能异常。

（1）腹膜有效面积/通透性增加　如腹膜炎，Ⅰ型超滤失败。

（2）腹膜有效面积/通透性减少　如Ⅱ型超滤失败（硬化性腹膜炎、腹膜粘连），选择性跨细胞孔功能损伤。

（3）淋巴吸收率增高　如Ⅲ型超滤失败（原发性淋巴重吸收增加），腹膜透析液渗漏。

（4）导管功能障碍，或因腹膜粘连导致腹膜透析液分布不良。

（5）腹膜血流降低　血管疾病。

如何防治腹膜功能衰竭?

答：腹膜功能衰竭影响透析效果，增加发生并发症的风险，甚至导致透析无法继续，应尽力预防腹膜透析衰竭。

（1）应避免腹膜过多、非必要地暴露于生物不相容性透析液中，尤其是高渗透析液。

（2）发生腹膜炎应及时就诊治疗，不可拖延，否则影响治疗效果。

（3）使用 ACEI/ARB 类药物保护残余肾功能，避免应用肾毒性药物（如氨基糖苷类抗生素、造影剂等）。

（4）应每日规律测体重、记录超滤量、测血压等。

（5）定期评估腹膜功能及透析充分性。

引起腹膜透析相关疝气的因素有哪些?

答：腹膜透析相关疝气表现为腹膜透析后出现腹壁局部膨隆，腹膜透析也可导致原有疝气程度加重。原因包括如下。

（1）腹壁薄弱，腹直肌前鞘缝合不紧密，腹膜透析时腹内压升高。

（2）站立位、大容量透析液以及高渗透析液的使用。

（3）营养状况差，切口愈合不良。

（4）腹膜透析置管术后长时间做咳嗽、负重、屏气等增加腹部压力的动作。

如何应对腹膜透析相关胸腔积液？

答：开始腹膜透析后，可能由膈肌缺损（可以是先天性的，也可以是获得性的）或腹腔内压力增加导致腹膜透析液通过横膈进入胸腔导致胸腔积液。当发生胸腔积液量较大，影响呼吸时应暂停腹膜透析，必要时行胸腔穿刺引流液体明确诊断及缓解症状，有条件时可手术修补膈肌或使胸腔闭塞（胸膜固定术），治疗无效则考虑改行血液透析或肾移植。

如何预防腹膜透析后渗漏并发症？

答：腹膜透析后渗漏可表现为管周渗漏或腹壁渗漏。多与腹膜透析液注入腹腔后导致腹内压升高有关，预防措施为：①透析应从小剂量半卧位腹膜透析开始；②避免增加腹部压力的动作；③减少大容量腹膜透析液留腹。

导致灌入腹膜透析液后腹痛的原因有哪些？

答：首先需排除腹膜炎，特别是存在持续性腹痛的情况。如排除腹膜炎，以下原因可导致灌入腹膜透析液后腹痛。

（1）灌入乳酸盐腹膜透析液　由于其为酸性腹膜透析液，pH 值介于 5.2～5.5，可刺激腹膜引起疼痛。

（2）腹膜透析管路插入过深，刺激会阴部或阴茎部或下腹部疼痛，常伴有尿意和（或）便意。

（3）腹膜透析液灌入可产生反射效应刺激腹膜引起疼痛，多位于导管末端，即下腹部，多发生于置入直管的患者，置入卷曲管则较少发生。

（4）腹膜透析腹内段管路移位，可导致上腹部疼痛。

（5）透析液灌入超过腹腔容积的一定限度，可导致腹胀，其至腹痛，多发生于腹膜透析初始阶段。

（6）腹膜透析液温度过低或过高。

（7）灌入腹膜透析液速度过快，尤其是腹膜透析管末端被网膜包裹或腹腔内粘连形成时。

（8）腹腔内透析液引流过干。

如何预防腹膜透析液灌入引起的腹痛？

答：如存在腹膜炎，则需要积极治疗腹膜炎。以下措施可减轻透析液灌入时引起的疼痛。

（1）在手术过程中，应尽量准确地置入腹膜透析导管，避免置入深度过大。

（2）透析初期应注意从小剂量开始，灌入速度宜慢。

（3）应使用恒温箱加热腹膜透析液，至 37℃ 左右，但应根据透析者对腹膜透析液温度高低的敏感度调节。

（4）对于无法耐受乳酸盐腹膜透析液者，可换用碳酸盐透析液，或其他新型腹膜透析液，如艾考糊精透析液等。

（5）在腹膜透析液中加入利多卡因缓解症状。

（6）使用高浓度 4.25% 葡萄糖透析液时，腹膜透析超滤过多，透析者腹腔容积小导致腹痛腹胀，可改用低浓度腹膜透析液，或减少留腹时间，1～2h 引流出。

（7）腹膜透析时，控制灌入液体时速度，降低进液袋高度或调节开关，减慢进液速度。引流透出液时，腹腔内透析液不要放得太空，废液袋位置不可太低。

腹膜透析相关性腹膜炎的临床表现有哪些？

答：（1）腹膜炎早期可出现腹痛、腹水浑浊、发热，甚至寒战等症状。

（2）腹泻、恶心、呕吐、隧道口红肿、腹透超滤量减少等。

（3）有小部分患者症状不典型，比如仅表现为乏力、食欲减退等。

如何诊断腹膜透析相关性腹膜炎?

答:对于腹膜透析的患者,以下三条中符合其中两条即可诊断。

(1)腹膜炎的症状和体征。

(2)透出液浑浊,(留腹至少 2h 以上)白细胞总数大于 $100 \times 10^6/L$,中性粒细胞至少占 50%。

(3)透出液培养后找到致病菌。

如何开始腹膜透析相关性腹膜炎的经验性治疗?

答:一旦出现透出液混浊,在留取用于细胞学和病原学检验的透出液样本后,就应开始抗生素治疗,不用等待细胞计数的结果,以免延误治疗。腹腔内应用抗生素优于同样剂量的静脉用药,故首选腹腔内给药。经验性抗生素的抗菌谱必须覆盖革兰阳性菌和阴性菌,万古霉素或第一代头孢菌素可以覆盖革兰阳性菌,第三代头孢菌素或氨基糖苷类药物可以覆盖革兰阴性菌。可以参照当地腹膜炎致病菌的药物敏感试验结果,以及结合患者既往腹膜炎病史进行选择。若患者合并有全身感染症状,应加用静脉抗生素。间断用药(每天或每间隔若干天仅在 1 次腹膜透析液交换时加药)与连续用药(每次腹膜透析液交换时均加药)同样有效,可根据患者实际情况进行选择。间歇给药时,加入抗生素的腹膜透析液至少留腹 6h。对于透出液混浊的患者,在灌入的腹膜透析液中加入肝素(500U/L)有利于防止纤维蛋白堵塞腹膜透析导管。在获得透出液微生物培养和药物敏感试验结果后,应根据结果调整抗生素的使用。抗感染疗程至少需要 2 周,重症或特殊感染需要 3 周甚至更长时间。

如何处理凝固酶阴性葡萄球菌腹膜炎?

答:凝固酶阴性腹膜炎通常由接触污染而感染,对抗生素多

反应良好，可给予推荐经验性治疗方案，在一些甲氧西林耐药率
（＞50％）高的中心，可能会使用万古霉素作为经验性治疗，疗
程通常为 2 周，使管路感染较少发生，但是有时由于生物膜包裹
导致复发性腹膜炎，在这种情况下，推荐更换腹膜透析管。

如何处理链球菌和肠球菌腹膜炎？

答：链球菌和肠球菌性腹膜炎除来源于接触污染，也可能来自于
出口处和隧道感染，故应仔细检查出口处和隧道。一些链球菌种可来
源于口腔，对这些病例应该评估口腔卫生状况。链球菌和肠球菌导致
的腹膜炎常合并剧烈疼痛。一般来说，链球菌腹膜炎经抗生素易于治
愈，而肠球菌腹膜炎较为严重，在致病菌敏感的情况下，最好经腹腔
给予氨苄西林治疗。如果对氨苄西林耐药，应给予万古霉素治疗。如
果对万古霉素耐药的肠球菌（VRE）对氨苄西林敏感，可以选择氨苄
西林，否则，应给予利奈唑胺治疗 VRE 腹膜炎。治疗持续时间为 14
天（链球菌）、21 天（肠球菌）。

如何处理金黄色葡萄球菌腹膜炎？

答：金黄色葡萄球菌常可导致严重的腹膜炎，可能源于接触
污染，但也常源于透析管感染。伴出口处或隧道感染的金黄色葡
萄球菌腹膜炎如果不拔管，不太可能对抗生素治疗有反应。如果
培养出耐甲氧西林的金黄色葡萄球菌（MRSA），那么必须用万
古霉素治疗，此类感染更难治愈。与甲氧西林敏感的金黄色葡萄
球菌腹膜炎对比，MRSA 腹膜炎已被报道是增加永久转至血透
风险的独立预测因素。如果发生了耐万古霉素的金黄色葡萄球菌
腹膜炎时，应用头孢唑啉有更好的应答率，但治愈率两者相似。
也可以考虑应用利奈唑胺。总疗程至少 21 天。

如何处理铜绿假单胞菌腹膜炎？

答：铜绿假单胞菌腹膜炎和金黄色葡萄球菌腹膜炎相似，通

常比较严重，与导管感染相关，需要拔管，且应该使用两种假单胞菌敏感的作用机制不同的抗生素治疗铜绿假单胞菌腹膜炎，疗程至少 21 天。

如何处理培养阴性的腹膜炎？

答：培养阴性的原因是多方面的，要询问患者使用抗生素的情况，因为这可能是培养阴性的原因之一。如果培养 3 天后都没有细菌生长，要重复做细胞计数及分类。如果治疗过程中临床症状缓解，腹膜透析液检测好转，则可以继续使用初始治疗，疗程为 2 周。如果重复细胞计数显示感染没有控制，应该用特殊培养技术来分离潜在的造成腹膜炎的致病菌，这包括脂质依赖的酵母菌、分支杆菌、军团菌、弯曲杆菌、真菌、支原体和肠道病毒等。如果 5 天后无改善，应考虑拔管。

腹膜透析患者易患真菌性腹膜炎的因素有哪些？

答：（1）抗生素的应用，尤其是长疗程或频繁使用。

（2）腹膜炎治疗不及时。

（3）使用免疫抑制药。

（4）营养不良。

（5）合并糖尿病。

腹膜透析相关性腹膜炎拔除导管的指征有哪些？

答：（1）难治性腹膜炎　指对症的抗生素治疗 5 天后，透出液未能转清亮。

（2）复发性腹膜炎　指上一次腹膜炎治疗完成四周内再次发生，致病菌相同，或是培养阴性的腹膜炎。

（3）难治性出口处或隧道感染。

（4）真菌性腹膜炎。

（5）重现性腹膜炎　指一次发作治疗完成后四周之后再次发

作，致病菌相同。

(6) 分支杆菌腹膜炎。

(7) 多种肠源性微生物腹腔感染。

什么是腹膜透析导管相关感染？

答：出口处感染和隧道感染统称为腹膜透析导管相关感染，是导致腹膜透析相关腹膜炎和拔管的主要原因之一。

腹膜炎的预防原则有哪些？

答：(1) 强化无菌观念，遵守无菌原则，规范操作程序。

(2) 加强胃肠道方面的护理　预防便秘、腹泻。

(3) 饮食指导　改善机体的营养状态，提高抵抗力。

(4) 养成良好的卫生习惯　勤更衣、洗澡、洗头发等。

(5) 预防呼吸道感染。

腹膜炎的感染因素有哪些？

答：(1) 腹膜透析技术因素　换液操作时污染（触摸连接处、透析液及加药口污染、接头脱落、未正确戴口罩）、腹膜透析管置入术中污染。

(2) 导管相关因素　导管出口处或隧道感染、导管破裂、导管生物膜形成。

(3) 腹腔因素　肠道感染、腹腔脏器感染、腹腔局部抵抗力下降、妇科疾患。

(4) 全身因素　免疫能力低下、营养不良、菌血症。

为什么降低早期腹膜炎发生率很重要？

答：既往的研究表明，在腹透置管术后早期就发生腹膜炎，是腹膜透析患者预后的独立影响因素，导致这些患者技术失败率及病死率增高。第一次腹膜炎的发生时间每推后 1 个月，患者的腹透技术失败风险降低2%，病死率风险降低3%。

早期腹膜炎的高危因素包括哪些？

答：高危因素有年龄、体重指数高、种族（特点人群）、并发症（如糖尿病）及其他（血清低白蛋白水平、出口处感染）。

如何预防早期腹膜炎的发生？

答：患者培训在预防感染的发生中具有不可替代的作用。预防早期感染的培训需要注意以下几点。

（1）再培训　尤其在开始腹膜透析6个月内的高发时期来临前，进行再培训。

（2）针对不同的人群及高危因素定制培训内容。

（3）做好出口处护理。

（4）妥善固定腹膜透析导管，避免牵拉发生出口处感染导致腹膜炎的发生。

（5）患者合理的营养调理。

（6）控制其他并发症的发生，如腹泻、上呼吸道感染等。

预防腹膜透析相关感染的具体措施有哪些？

答：（1）重视术后护理　腹膜透析置管术后应保持出口处干燥无菌直至完全愈合，通常需要2周，期间避免淋浴和盆浴。出口处完全愈合后应进行常规的出口处护理，推荐使用含碘消毒液或氯己定（洗必泰）等抑菌剂。如出现可疑出口处感染，也可局部使用莫匹罗星（百多邦）预防感染。

（2）规范日常操作　平时保持腹膜透析导管固定，避免牵拉和损伤出口处。腹膜透析操作过程应遵循无菌操作技术，尤其是正确的洗手方法，洗手后用干净毛巾完全擦干再开始腹膜透析液交换。交换环境必须保持洁净，安置紫外线灯定期进行消毒，腹膜透析液交换时应戴好口罩。操作过程应尽可能规范、熟练，可减少感染的风险。引流至废液袋中的腹膜透析液禁止再次注入腹腔。

(3) 减少易感因素 平时应避免发生便秘和肠道感染，尤其是肠道功能减退的老年透析患者。应保持每日排便1～2次，粪便成形，不干结。治疗便秘的药物包括乳果糖、复方聚乙二醇散、开塞露、中药大黄等。如出现腹痛、腹泻、恶心、呕吐等消化道症状，应注意肠道感染并及时就诊治疗。良好的营养状况也是抵御感染的重要方面。白蛋白是反映营养状况的重要且简便的指标，通过定期监测并及时调整饮食，可有效预防透析相关营养不良。

(4) 及时发现，及时治疗 一旦发现腹膜透析液或腹膜透析导管污染，如腹膜透析液包装破损、透析导管口污染等，应丢弃腹膜透析液，更换腹膜透析导管。如患者已接触到污染源，则应预防性抗感染治疗，需尽快就诊，在医生的指导下给予抗生素方案。出口处红肿、疼痛、化脓，或者腹膜透析液浑浊、腹部疼痛、发热，都是腹膜透析相关感染的表现，应尽快治疗，避免发展为难治性感染。

体内液体过多的临床表现有哪些？

答：(1) 每天称量及记录体重 短期内体重增加。

(2) 血压升高 血压明显升高提示体内液体过多。

(3) 水肿 眼睑水肿、脚踝水肿。

(4) 心力衰竭症状 呼吸困难，夜间无法平卧。

如何纠正腹膜透析患者容量负荷过多？

答：(1) 限制水钠摄入 水分的摄入主要以维持体重为目标，通过尿量、腹透超滤量、非显性失水总和来估计。另外，钠摄入过多增加患者容量负荷，应予以控制。因此需加强患者饮水和钠摄入的限制。

（2）利尿药　大剂量祥利尿药（呋塞米 250～1000mg/d）对肾功能恢复虽无作用，但可使尿量有明显增加。

（3）高渗透析液　使用含葡萄糖更高的透析液（2.5%、4.25%腹膜透析液），使腹腔内的液体渗透压升高，超滤量也随之增加。由于高渗透压的透析液可损伤腹膜，故应结合临床情况，权衡使用。

（4）改变留腹时间、交换次数　增加透析液交换次数与缩短透析液留腹时间相比较，增加透析液交换次数的超滤量会比较多，而在同样透析剂量下延长透析液留腹时间有助于清除体内多余的钠。因此，应根据患者钠或水分的清除具体情况结合腹膜平衡试验结果，决定增加交换次数还是延长留腹时间。

（5）保护残余肾功能　即便透析开始后，残余肾功能对溶质清除和体液平衡仍起着极其重要的作用，尽量避免使用肾毒性药物如氨基糖苷类、非甾体类抗炎药和造影剂等，血管紧张素转化酶抑制药或血管紧张素 Ⅱ 受体拮抗药类在腹膜透析患者中有保护残余肾功能的作用。

（6）高血糖的控制　水分的滤出部分取决于血液与腹膜透析液中糖的浓度梯度差，因此糖尿病患者控制高血糖对超滤相当重要。

如何对肾性水肿皮肤进行护理？

答：做好全身皮肤的清洁，清洗时勿过分用力揉搓，避免损伤皮肤；水肿较严重者应注意衣着柔软、宽松；长期卧床者，应经常变换体位，防止发生压疮；年老体弱卧床者，应经常翻身或用软垫支撑受压部位如骶尾部、肩胛部等。

诱发透析患者发生癫痫的病因有哪些？

答：诱发透析患者发生癫痫的病因有终末期肾病脑病、透析失衡综合征、铝中毒性脑病、酒精撤退症状、毒素蓄积（如摄食杨桃时）、低钙血症、高钠血症或低钠血症、腹膜透析引起渗透压升高、心律失常、过敏反应、严重低血压及栓塞。

如何评估腹膜透析患者营养状况?

答:腹膜透析患者营养状况的主要评估方法如下。

(1) 体检　检查颞肌、骨间肌、股四头肌、三头肌等集群的消耗情况以及皮下脂肪丢失情况。

(2) 主观全面评定　是结合体重变化、膳食摄入、胃肠道症状和功能受损情况等病史信息和体检信息的临床工具。

(3) 体格测量　包括测量体重、体重指数、上臂围、皮褶厚度等。

(4) 白蛋白/前白蛋白　白蛋白常用于评估营养,而前白蛋白用于评估内脏蛋白储备变化。

(5) 生物电阻抗分析　分析人体总水分量,也可分析人体干体重和脂肪成分量。

(6) 标准化总氮表现率蛋白相当量 (nPNA)　可反映膳食中蛋白摄入情况。

腹膜透析相关性营养不良的因素有哪些?

答:腹膜透析相关性营养不良的主要原因为蛋白质丢失。腹膜透析时部分蛋白质透过腹膜从透析液中丢失,一般丢失量约为 0.5g/L(以 1 天 8L 计算,每天丢失蛋白量约为 4g),严重者可多达 10g/d 以上。高转运和高平均转运患者的蛋白丢失量较多。急性感染,如腹膜炎时蛋白丢失量明显增高。另外透析不充分、终末期肾病胃肠道反应、胃肠功能减退、代谢性酸中毒、微炎症状态等均可导致营养不良。

如何治疗腹膜透析相关营养不良?

答:(1) 食欲刺激治疗　甲地孕酮可促进食欲,增加蛋白能量摄入。

(2) 雄激素和生长激素治疗　雄激素可促进腹膜透析患者血

红蛋白合成,明显提高血浆总蛋白和白蛋白水平。生长激素则可促进合成代谢,增加蛋白质合成量,促进脂肪分解,提高食物转化率。

(3) 使用新型透析液 与使用葡萄糖透析液相比,艾考糊精透析液、碳酸盐缓冲液透析液可增加食欲,减少氧化应激和肝脏损害。

(4) 均衡营养 重视补充水溶性维生素、微量元素,监测和维持脂溶性维生素水平。

(5) 抗氧化治疗 谷胱甘肽可提高机体抗氧化能力,减少蛋白质分解。

(6) 补充氨基酸和 α-酮酸 通过口服或静脉补充必需氨基酸,口服 α-酮酸。

(7) 纠正肾性贫血和肾性骨病。

(8) 纠正酸中毒。

(9) 治疗伴发疾病和并发症,如糖尿病、甲状腺功能亢进、甲状旁腺功能亢进、腹膜炎等。

(10) 早期透析和充分透析。

(11) 在充分透析的基础上,应提高蛋白质和热量摄入,热量摄入为 35kcal/(kg·d),如果患者年龄超过 60 岁,则为 30kcal/(kg·d),蛋白质摄入为 1.0~1.2g/(kg·d)。同时推荐联合使用复方 α-酮酸制剂。

如何预防终末期肾病患者的营养不良?

答:(1) 早期、充分透析 早期透析和充分透析对预防营养不良非常重要,强调透析应在患者发生营养不良之前,并尽可能进行充分透析。

(2) 充足的蛋白质-能量摄入 开始腹膜透析后,每日可从腹膜丢失蛋白质,腹膜高转运类型的患者丢失较低转运型患者多,如不重视营养支持,患者将长期处于蛋白质负平衡状态。因此不应强调低蛋白饮食，且应在应激、感染、高分解代谢状况下增加营养摄入，适当补充必需氨基酸或酮酸。建议稳定的腹膜透析患者每日摄入总热量 30～35kcal/kg，蛋白质 1.2～1.3g/kg。

（3）提高透析液生物相容性　改善透析液生物相容性可减轻炎症和微炎症状态，从而减少营养不良发生。采用无菌、中性 pH 值、碳酸氢盐缓冲、糖基化终末产物等不良产物较少的透析液是预防炎症状态的有效措施。

（4）保护残余肾功能　保护残余肾功能，除仍可排泄一部分毒素外，还可维持部分内分泌功能，对维持体内血红蛋白、甲状旁腺素水平有重要意义。

如何判断患者存在营养不良？

答：营养不良主要有以下临床表现。

（1）长期进食减少，食欲低下，腹胀，大便次数增多。

（2）消瘦、乏力、精神萎靡，皮肤弹性差。

（3）容易感染。

（4）生活、工作能力低下。

透析患者发生营养不良时对身体的危害有哪些？

答：临床上透析营养不良时会发生诸多不良后果。

（1）抵抗力下降，常合并细菌感染，甚至真菌或混合感染，且感染后不易控制。

（2）体力下降，常感疲劳，工作精力下降，严重者生活不能自理。

（3）心理上易产生自卑及精神上的困扰，生活质量下降，失去生活乐趣。

营养状况好者可正常透析数十年，而营养状况差者，其终末期肾病合并症和病死率均增加，患者寿命明显缩短。营养不良是透析并发症和病死率增加的一个重要因素。

如何确定腹膜透析患者需要进行铁剂治疗的时机？

答：未接受或已接受促红细胞生成素治疗，需要提高血红蛋白水平或希望减少促红细胞生成素剂量的终末期肾病患者，只要未接受铁剂治疗且合并贫血，转铁蛋白饱和度（TSAT）≤30%且铁蛋白（SF）≤500μg/L，可使用静脉铁剂治疗。在慢性肾病非透析患者中，不论是否接受促红细胞生成素治疗，可尝试进行为期 1～3 个月的口服铁剂治疗，若无效可以改用静脉铁剂治疗。若 SF >500μg/L 原则上不常规应用静脉补铁治疗，若排除了急性期炎症，高剂量促红细胞生成素仍不能改善贫血时，可试用铁剂治疗。

如何为腹膜透析患者补充铁剂？

答：（1）口服补铁　剂量为每日 200mg，1～3 个月后评价铁状态。如果在每周给予促红细胞生成素 100～150IU/kg 条件下，铁状态、血红蛋白改善不理想，或口服铁剂不能耐受者，推荐改用静脉途径补铁。

（2）静脉补铁　可选用的铁剂主要包括蔗糖铁和右旋糖酐铁，右旋糖酐铁的过敏发生率略高。静脉补铁一个疗程剂量常为 1000mg，一个疗程完成后，如血清铁蛋白（SF）≤500μg/L 和转铁蛋白饱和度（TSAT）≤30%，可以再重复治疗一个疗程。当铁状态达标后，推荐每 1～2 周静脉补充 100mg 铁剂维持性治疗，应根据患者对铁剂的反应、铁蛋白、转铁蛋白饱和度、血红蛋白水平、促红细胞生成素用量和反应以及并发症等情况调整。如果 TSAT≥50% 和（或）SF≥800μg/L，应停止静脉补铁 3 个月，后根据铁状态指标调整方案。当 TSAT 降至≤50% 或 SF≤800μg/L 时，可考虑恢复静脉补铁，但每周剂量需减少。

需要注意的是，血液透析患者应常规采用静脉补铁；有全身活动性感染时，禁用静脉铁剂治疗；给予初始剂量静脉铁剂治疗时，输注 60min 内应对患者进行监护，严密监测过敏反应。

第四章

腹膜透析患者教育

腹膜透析者培训的意义有哪些？

答：由于腹膜透析多为居家治疗，操作者往往是透析者、家属或其他非医务人员。规范的宣教和培训是预防腹膜透析相关感染的关键措施之一。长期有效的培训教育对维持透析的充分性、减少并发症的发生、提高透析者的生活质量都非常重要。

需要再培训的腹膜透析患者有哪些？

答：(1) 住院时间较长的患者。

(2) 腹膜炎或者出口感染后的患者。

(3) 当患者的认知功能、视力、行动能力有所改变之后。

(4) 患者使用的腹膜透析产品或者连接系统改变之后。

(5) 腹膜透析治疗中断之后重新开始之前（如血透过渡之后）。

如何针对不同患者和高危因素定制培训？

答：(1) 老年患者　评估视力、认知能力、操作能力，必要时建议。

(2) 患者使用辅助腹膜透析或者自动化腹膜透析。

(3) 肥胖患者　术前做好出口位置设计，避免皮肤皱褶遮挡出口，注重出口处护理，检查出口处有无充分暴露，评估营养状况，饮食宣教。

(4) 糖尿病患者　控制血糖至合理水平、定期评估视力、重点关注血糖高的患者的感染风险——低白蛋白。

居家腹膜透析需要准备的用物有哪些？

答：最好备齐下列物品。

(1) 血压计。

（2）体温计。

（3）磅秤（称量透出液重量）。

（4）体重计。

（5）恒温暖液袋或恒温箱。

（6）挂钩或输液架。

（7）洗澡保护袋（可用一次性肛门袋替代，洗澡时用来保护导管和出口处）。

（8）消毒棉签。

（9）口罩（可选用一次性的，用完丢弃，或纱布口罩，每次清洗消毒）。

（10）酒精（用来擦拭消毒桌面）。

（11）纱布（约8cm×8cm）和胶布。

（12）紫外线灯。

（13）洗手液。

（14）干手纸。

（15）手表或闹钟一个。

（16）腹膜透析居家日记。

（17）血糖仪（必要时）。

腹膜透析患者的主要评估内容有哪些？

答：患者的一般情况、临床症状、体征、腹膜透析相关情况（腹膜透析换液操作情况、出口处评估、管路情况、透析处方执行情况、腹膜炎及其他腹膜透析并发症等）、贫血指标、矿物质、骨代谢、营养指标、PET、Kt/V、CCr、eGFR、生化指标、传染病指标、心肺功能、用药情况、生活质量、心理状况、回归社会情况等。

如何安排换液操作时间？

答：对于持续非卧床腹膜透析患者，一般白天液体留腹时间4～6h，晚上留腹的时间是8～10h。具体情况请以医生的处方为准，每天应尽量规律地进行换液。交换时间符合日常作息生活，比如换液时间安排在吃饭前后或睡觉前的 8 时、13 时、18 时和 22 时进行换液。

腹膜透析者需掌握的知识有哪些？

答：（1）环境及个人卫生要求。

（2）水平衡自我监测内容。

（3）正确记录腹透日记。

（4）腹膜透析液引流不畅的原因及处理。

（5）腹膜炎预防、症状及处理。

（6）腹膜透析液双联系统各透析连接管保护、更换。

（7）出口处观察及护理要求。

（8）透析过程中异常情况处理。

（9）饮食原则。

腹膜透析者需掌握操作中的重点内容有哪些？

答：（1）洗手方法。

（2）透析液加温的方法。

（3）腹膜透析液交换技术操作。

（4）透析管出口处的护理。

（5）碘伏帽使用的注意事项。

（6）洗澡时管路保护。

（7）连接管组脱落或各接头污染处理。

（8）换液灌入及引流不通畅问题的处理。

腹膜透析过程中异常的情况有哪些？

答：（1）透析液灌入或引流困难。

（2）外接短管接头被污染。

（3）漏液。

（4）外接短管或钛接头脱落。

（5）透出液浑浊或纤维蛋白增多。

（6）透出液呈红（粉红）色。

如何紧急处理腹膜透析过程中出现异常情况？

答：（1）透析液灌入或引流困难处理

① 检查所有的夹子和旋钮开关是否都处于"开"状态。

② 检查管路有无扭曲或压折。

③ 改变身体的体位，予左侧、右侧卧位，半卧位，如病情允许，可下床走动，或晃动腹部以利腹膜透析液的引流。

④ 询问患者近日是否有排便，有时便秘会引起肠道扩张，压迫腹膜透析导管导致引流不畅，可以在医生的指导下服用缓泻药。

⑤ 腹腔内导管移位或透析导管被大网膜包裹。

⑥ 腹膜透析导管路堵塞：遵医嘱腹膜透析导管中注入肝素钠注射液、尿激酶注射液等药物，溶解堵塞腹膜透析导管内的纤维素、血凝块、蛋白等。

（2）外接短管接头被污染处理　关闭外接短管，暂停透析→更换新的碘伏帽→立即回透析中心更换新的外接短管。

（3）漏液

① 双联系统管路破裂的处理：立即关闭外接短管，暂停透析→用两个管路夹子将破裂处前后两端夹闭→液体未进入体内，重新更换一袋腹膜透析液进行换液（液体进入体内需要到透析中心进行就诊）→保留有质量问题的透析液袋，联系公司协调员或透析中心。

② 外接短管旋钮开关闭合不良的处理：立即用管路夹子夹闭外接短管近端→立即回透析中心更换一条新的外接短管。

③ 腹膜透析导管破裂处理：立即用管路夹子夹闭破裂口近心端→立即回透析中心进行消毒及进一步处理，必要时需要重新置入一条腹膜透析导管。

④ 出口处渗液处理：排空腹腔内透析液→用无菌纱布覆盖出口处→立即回透析中心请医生进行处理。

（4）外接短管或钛接头脱落处理　立即用管路夹子夹闭腹膜透析导管近心端→立即回透析中心进行处理。

（5）透出液浑浊或纤维蛋白增多处理　保留整袋浑浊透出液带回医院进行透出液检查→或立即打电话回透析中心进一步咨询。

（6）透出液呈红色处理。

① 如果呈浅粉红色，可无需特殊处理。

② 如果透出液鲜（深）红色可立即用1~2袋腹膜透析液进行腹腔快速冲洗至颜色变浅。

③ 必要时回透析中心进行进一步咨询及处理。

如何处理腹膜透析液无法灌入情况？

答：（1）查看腹膜透析液各个开关（绿色折头、外接短管开关、腹透液管路夹）（图4-1）是否松开。

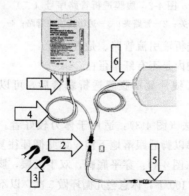

图4-1　腹膜透析管路序号（一）
1—绿色折头；2—外接短管开关；3—管路夹；
4—透析液引流管路；5—腹膜透析导管；6—透析液引流管路

（2）查看透析液引流管路、腹膜透析导管是否打折。

(3) 重新更换一袋透析液。

如何处理腹膜透析液无法引流情况?

答:(1) 查看腹膜透析液各个开关(外接短管开关、管路夹、透析液引流管路)(图4-2)是否松开。

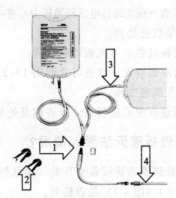

图 4-2　腹膜透析管路序号(二)

1—外接短管开关;2—管路夹;3—透析液引流管路;4—腹膜透析导管

(2) 查看透析液引流管路、是否打折。

(3) 废液袋内是否有纤维蛋白。

(4) 腹部 X 线片显示腹膜透析飘管后,可以按下述重力复位法。

① 下楼梯法(图4-3):适用于体力较好者。乘电梯上到高层,然后从楼梯以脚后跟落地下楼,如此循环往复5次。

② 踮脚法(图4-4):穿平底鞋,双手叉腰,脚尖踮起后跟下蹬,如此反复做100下,休息会儿循环做5次,以不劳累为宜。

③ 站立灌液法(图4-5):灌液前排空膀胱,如患者站立灌液没有腹痛等不适,在灌入 500mL 左右透析液后可适度加压灌注(用手按压透析液袋),同时可配合使用踮脚法。

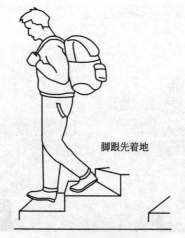

图 4-3　下楼梯法

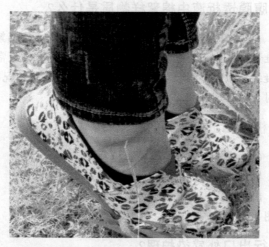

图 4-4　踮脚法

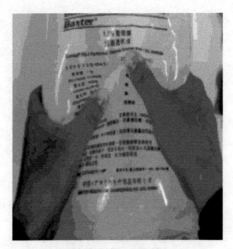

图 4-5　加压灌注法

引流出腹膜透析液中棉絮样物质是什么?

答：在排出的透出液中看到小的白色线状物，像棉絮，这就是"纤维蛋白"见图 4-6。偶尔看见纤维蛋白是十分正常的，如果这些凝结物太大，就会堵塞管道，为了避免这种情况的发生，需要及时予以处理。

腹膜透析管路出口感染的征象有哪些?

答：(1) 导管出口处有脓性引流物。

(2) 导管出口处局部肿胀，触摸时疼痛。

(3) 出口处周围皮肤发红，培养有细菌生长。

见图 4-7。

如何进行出口处感染护理?

答：(1) 对出口处局部清创。

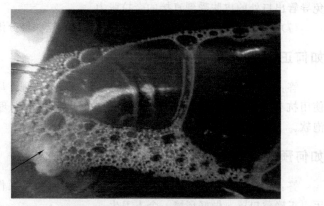

图 4-6　透出液中棉絮样物质

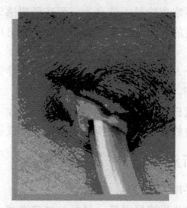

图 4-7　腹膜透析管路出口感染

（2）送检局部分泌物涂片和病原培养。

（3）加强对出口局部的护理。

（4）局部用抗生素软膏。

（5）换药时避免过度牵拉导管，不要强行去除结痂。

（6）导管出口处用敷贴固定时，一定顺应导管自然走行，避免导管出口处的皮肤受到直接的牵拉张力。

(7) 换药时观察出口有无充血、分泌物,甚至脓性分泌物。

如何正确处理出口处结痂?

答:感染伤口应先局部清创,加强对出口局部护理,局部可使用抗生素软膏,不要强行去除结痂,可预先使用生理盐水泡软。

如何预防腹膜炎发生?

答:(1) 进行腹膜透析液交换时,严格无菌技术操作,洗手、正确戴口罩,做好环境、个人卫生。

(2) 加强饮食,改善机体的营养状态,提高机体抵抗力。保持大便通畅,不吃生冷及不洁食物,预防肠道感染。

(3) 对发热的腹膜透析者,均应检查导管出口处及隧道有无感染迹象。

(4) 注意个人卫生,勤更衣,洗澡时防止导管口污染,加强导管出口处护理,预防感染。

(5) 腹膜透析管破裂或腹膜透析短管脱落,立即停止透析,用管路夹夹闭透析管近端,更换腹膜透析短管或腹膜透析管。

如何加热透析液?

答:通常采用干燥加热,温度在37℃。

(1) 恒温加热袋或恒温箱 最好的加热方式,将有液体的那面放在热源上方。

(2) 电热毯 包裹透析液。

(3) 微波炉 如果没有恒温袋(箱),也可以用微波炉加热,注意要在低档加热,且有液体的那面朝上。微波炉加热容易导致透析液袋受热不均匀,有时会损伤透析液袋而引起污染,还可使腹膜透析液成分变性产生有害物质。因此,此法仅可作为应急加热方法，不可经常使用。

(4) 禁止把透析液袋直接放在温水中加热。

腹膜透析操作前检查透析液的内容有哪些?

答：(1) 透析液的浓度（1.5%、2.5%或4.25%）。

(2) 袋装规格（2000mL 等）。

(3) 有效期。

(4) 对光检查溶液的清澈度。

(5) 挤压透析液袋有无漏液。

(6) 绿色折断活塞是否断裂。

(7) 透析液出口保护帽是否松动。

如发现有问题的透析液，禁止使用!

腹膜透析换液操作中三个无菌部位在哪里?

答：腹膜透析换液操作中三个无菌部位为透析液袋子的流出口、外接短管蓝色末端、碘伏帽内部。

发生腹膜炎时患者应对的方法有哪些?

答：怀疑发生腹膜炎感染时，应立即停止腹膜透析，带上引流出的透析液到医院进行检查，尽早诊断、治疗。

如何护理发生腹膜炎的透析者?

答：(1) 告知透析者出现透析液混浊、腹痛、发热等，应立即停止腹膜透析及时留取透析液送检常规化验和细菌培养。

(2) 密切观察腹膜透出液的颜色、性质、量的变化，准确记录 24h 出入量，并监测电解质。

(3) 更换外接短管。

(4) 用 1.5%腹膜透析液 2000mL 连续冲洗腹腔 3～4 次，待透出液外观清亮后，遵医嘱腹膜透析液中加抗生素进行腹膜炎治疗。

腹膜透析过程中不可以任意使用抗生素的原因有哪些？

答：抗生素是处方药，只能在医生的指导下合理使用，不能随意地在不必要的情况下使用。随意使用抗生素容易引发致病微生物的耐药性，导致抗生素逐渐失去原有的功效，起不到治疗疾病的作用。某些抗生素还可能导致耳聋（特别是儿童）和人体内菌群失调等，严重时还可能威胁生命。

腹膜炎对机体的影响有哪些？

答：引起机体蛋白丢失，腹膜炎反复发生后会导致腹膜逐渐变厚、变硬，最终无法再清除代谢废物和水分。

腹膜透析者需要拔管的情况有哪些？

答：（1）溶质清除不足，持续存在的尿素清除指数或 Ccr 不达标，如每周总尿素清除指数＜1.7 或总 Ccr＜50L/1.73m²，并有终末期肾病症状，通常考虑透析不充分。可退出腹膜透析或在腹膜透析基础上每周增加 1 次血液透析。

（2）腹膜功能衰竭、超滤失败　对于各类腹膜功能衰竭，尤其是腹膜高转运状态、硬化性腹膜炎、腹膜广泛粘连等透析者应退出腹膜透析。

（3）难治性腹膜炎或隧道严重感染　可先退出腹膜透析，暂时用血液透析过渡，待炎症控制后可重新置入腹膜透析导管。

（4）真菌性腹膜炎、结核性腹膜炎　应尽早拔除腹膜透析导管，退出腹膜透析，并予以相关治疗。

（5）腹膜透析相关并发症　如腹膜透析后出现胸腹漏、严重疝气、肠穿孔和涤纶套破损可暂时退出腹膜透析，并发症控制后可重新进行腹膜透析。

（6）腹膜透析技术故障暂时不能正常透析者　可临时退出腹

膜透析，改为血液透析，待技术故障解决后可重新进行腹膜透析治疗。

（7）血糖难以控制的糖尿病透析者。

（8）肾移植或血液透析　已成功接受肾移植或各种原因导致透析者选择接受长期血液透析治疗者。

如何计算腹膜透析的超滤？

答：用台秤（电子秤）在腹膜透析换液前后称量整套双联系统的重量来计算超滤量，这样可以比较准确地评估超滤量。具体方法为：腹膜透析换液前，一套腹膜透析液双联系统完整放到秤上称重，记为灌入量（2225～2230kg）；换液完毕后，整个腹膜透析液袋双联系统再称重，记为引流量。引流量－灌入量＝超滤量。

腹膜透析者容量超负荷的原因有哪些？

答：引起腹膜透析者容量超负荷的原因，一般可分为超滤因素和非超滤因素。

（1）非超滤因素

① 液体摄入过少。

② 透析者依从性差。

③ 透析处方未及时调整。

④ 机械性因素：如透析液皮下渗漏、腹膜透析导管包裹、堵塞、移位等导致腹膜透析液引流障碍。

（2）超滤因素　某些腹膜结构或功能改变引起腹膜超滤下降，可导致容量超负荷，腹膜超滤功能严重下降达到一定程度时则出现腹膜超滤衰竭，使得腹膜透析者的容量超负荷难以纠正。常见引起腹膜超滤下降或衰竭的原因如下。

① 原发腹膜高转运（开始腹膜透析时其腹膜转运特性即为高转运）。

② 腹膜炎。

③ 长期腹膜透析后腹膜转运特性转变为高转运。

④ 有效腹膜交换表面积减少，如腹膜广泛粘连、腹膜硬化等。

⑤ 腹膜淋巴重吸收率增加。

⑥ 腹膜血流量减少。

腹膜透析患者春季应该注意的问题有哪些?

答：（1）春季是呼吸道流行病高发季，腹膜透析患者体质差，一定要预防感冒，依据温度添减衣物，不宜一下子将衣服都减掉，以免感冒。

（2）在南方，春天正好是梅雨季节，空气过度潮湿，是腹膜炎的高发时段，注意防止腹膜炎。

（3）注意生活调理，适当运动，增强体质。

腹膜透析患者夏季应该注意的问题有哪些?

答：（1）盛夏每天洗一次温水澡是有益的，不但能清洁皮肤，而且能消除疲劳，改善睡眠，洗澡前应该充分做好导管出口处的保护，洗澡后应及时进行出口处皮肤护理。

（2）夏季出汗较多，会增加腹膜透析相关性感染机会，应勤更换衣裤。

（3）夏季户外活动的时间应选择在早、晚，尽量减少烈日下活动或暴晒，避免中暑。一定要适度运动，可选择散步、打太极拳等。

（4）不宜长时间待在空调房间内，也不宜反复进出温差大的场所。

（5）夏季易出汗，避免大量饮水，因为水分摄入过多，很容易导致腹膜透析患者容量过多，引起水肿，可以依据出汗的情况适当增加饮水量。

(6) 腹膜透析患者夏季应该注意饮食卫生，不食隔夜、辛冷食物。夏季气温高，食物保存不当很容易变质，导致患者腹泻，不但会引起肠胃炎，而且还会引起腹膜炎的发生。

(7) 透析液放置在阴凉处保存。

腹膜透析患者秋季应该注意的问题有哪些？

答：(1) 由于昼夜温差增大，注意增减衣物，防止感冒。

(2) 合理安排膳食。

(3) 讲究卫生，养成饭前便后洗手的习惯，预防感染性疾病。秋季，各种瓜类蔬菜上市，生吃瓜果要用流动的水多清洗几遍，削皮后再吃，注意避免胃肠疾病的发生。

(4) 保持快乐心态。

腹膜透析患者冬季应该注意的问题有哪些？

答：(1) 冬季应注意保暖、预防感冒。

(2) 冬天穿的衣服比较厚、多，建议腹膜透析患者穿、脱衣服时不要牵拉腹膜透析导管。

(3) 注意保护存储的腹膜透析液，避免腹膜透析液外袋冻裂、腹膜透析液冻结。

(4) 冬天室内的温度较低，灌注透析液时应注意透析液的温度，以免引起腹部不适。

血压季节性变化规律有哪些？

答：一年中血压有热低冷高的周期性变化的特征。正常情况下，夏季血压最低，秋季开始上升，冬季最高，春季又开始回落。这种季节性变化与气候冷暖密切相关，天冷时血管收缩明显，血压随之升高，而天气暖和了，血管舒张，血管紧张度下降，血压就相对回落。

如何确定家庭自测血压的时间和频率？

答：家庭自测血压目前没有一致的方案。一般建议，每天早晨和晚上测量血压，每次测 2～3 遍，取平均值；血压控制平稳者，可每周只测一天血压。

血压升高可伴有的症状有哪些？

答：高血压时可出现头痛、眩晕、胸闷、心悸、耳鸣、疲劳等症状，但并不一定与血压水平呈正相关，也可能出现视物模糊、鼻出血等较重的症状。

什么是高血压患者的降压目标？

答：一般高血压患者，应将血压降至 140/90mmHg 以下；65岁及以上的老年人的收缩压应控制在 150mmHg 以下，如能耐受还可进一步降低；透析者一般可以将血压降至 130/80mmHg 以下，应在密切监测血压的情况下逐渐实现降压达标。

吸烟对透析者血压的影响有哪些？

答：吸烟能刺激交感神经系统，促进儿茶酚胺的分泌增加，引起心率加快、血压升高和心律失常。尼古丁可使小动脉收缩，增加周围阻力，导致血压升高。一氧化碳与血液中的血红蛋白结合后，血红蛋白便不能与氧结合，造成血液中缺氧，心脏为弥补缺氧而提高心排血量，进而造成血压上升。一氧化碳和尼古丁长期作用于人体，会增加血液中游离脂肪酸的作用。如果血液中的游离脂肪酸增多，容易出现血栓，还能促进动脉硬化。

为什么充足的休息与睡眠对控制透析者的血压很重要？

答：对于有高血压的透析者，充足的休息与睡眠很重要，因为这有利于控制血压。人体的交感神经控制高血压，白天以交感神经为主导，晚上则以副交感神经为主，这使白天血压较高，睡觉时会降低。白天血管的负担比较重，而睡觉时血管负担就会减轻。因此，夜晚是修复血管的最佳时期。高质量的睡眠有助于修复受损的血管，但如果夜间睡眠不足，血管状况会进一步受损。

如何指导糖尿病腹膜透析患者？

答：（1）血糖控制目标值　在整个腹膜透析换液过程中维持正常的血糖水平，控制餐后血糖，避免低血糖反应。空腹血糖应控制在 7.0mmol/L 左右，餐后血糖应在 10mmol/L 左右，糖化血红蛋白<7%。

（2）胰岛素的使用　原则上所有腹膜透析患者都应首选胰岛素，尤其是持续非卧床腹膜透析患者。建议使用短效胰岛素，一般不用长效胰岛素，因为这些患者胰岛素半衰期已经延长（肾脏对胰岛素的清除减少），长效胰岛素不利于血糖的控制。

（3）给药途径　可皮下注射和（或）腹腔给药。前者的优点是简单、方便，减少腹腔感染的机会，但受注射部位及浓度等因素的影响，胰岛素的吸收量并不稳定，血糖波动较大，常发生低血糖反应。腹腔给药的优点在于腹膜可缓慢吸收胰岛素，经门静脉进入体循环，其过程比较接近于胰岛素释放的生理模式。但腹腔给药增加了腹腔感染的概率，而且透析液袋、管路会吸附胰岛素，影响疗效，患者常常需要增加胰岛素的用量（常为皮下注射胰岛素用量的 2～3 倍）。

为什么糖尿病肾病的腹膜透析患者透析时血糖会高？

答：腹膜透析液内含葡萄糖，其中约 60% 被吸收，因此血糖可能升高，尤其在透析早期改变明显些，所以需要加强监测，可以通过调整胰岛素用量来降低血糖。

糖尿病肾病的腹膜透析患者需要通过腹膜透析液加胰岛素控制血糖吗？

答：因为腹膜透析液加胰岛素操作可能会增加腹腔感染的概率，因此一般不推荐腹膜透析液加药，建议增加皮下注射胰岛素用量。

老年腹膜透析患者与年轻腹膜透析患者常见并发症的区别有哪些？

答：老年腹膜透析患者并发症与普通腹膜透析人群基本相似，但更多有以下表现。

(1) 腹膜炎及隧道感染　是导致技术失败及死亡的重要因素，其主要原因系全身免疫功能下降及营养不良。

(2) 营养不良　较年轻患者更为常见，与原发病因及非透析治疗时间的长短有密切关系，但腹膜透析治疗过程中，每天蛋白质及氨基酸摄入不足，也是引起营养不良的重要因素，此外，老年人本身进食少或合并消化系统疾病也加重了营养不良。

(3) 腹疝或子宫脱垂　由于老年人腹壁肌肉较薄，张力下降，故开始腹膜透析后腹疝的发病率增加，女性患者子宫脱垂发病率较高。

(4) 低血压　主要因液体进出不平衡（出量＞入量）所致。故心血管功能不佳者，应在控制好容量状态的同时，治疗心血管疾病。

(5) 便秘　多由透析液影响肠蠕动所致，可应用山梨醇等无刺激的缓泻药，适当饮水，避免使用干扰肠功能的药物。

为什么开始腹膜透析后肌酐不下降？

答：肌酐本身对人体没有什么影响，因此腹膜透析患者透析是否充分不是以肌酐数值是否下降为标准的，而应观察全身情况如进食状况、皮肤瘙痒情况、精神状况等的改善。

如何处理皮肤瘙痒问题?

答：皮肤瘙痒是由于血液中的磷过高，钙从骨中转移至皮下而引起瘙痒。

(1) 减少进食高磷食物。

(2) 按医嘱服用磷结合剂来降低血磷。

(3) 不要用香味太浓的香皂或高强度的清洁剂，这些清洁剂可能会刺激皮肤。

(4) 在淋浴后适度使用润肤品，但千万别把润肤品涂抹在导管出口处。

透析者门诊随访时应携带的用物有哪些?

答：透析者门诊随访时应携带病历、就诊卡、透析记录本、饮食记录单、化验的透析液、尿液标本、药物清单等。

如何记录腹膜透析记录本?

答：认真记录透析日志，可了解体液平衡情况，以便及时地调整透析处方，提高透析质量。

(1) 液体　是指摄入的各种液体状食物的量，如牛奶、果汁、酒类、汤类等，它们的含水量就是用量杯测得的实际毫升数。

(2) 输液量　是指静脉输入的各种药物，如葡萄糖液、0.9%氯化钠液、血浆，它们的含水量就是实际毫升数。

(3) 水果　是指各种水果的含水量，它们的含水量等于实际重量乘以 90%。

(4) 尿液　是指 24h 内排出尿液的实际毫升数。

24h 尿的留取意义有哪些?

答：测 24h 的尿定性、定量，对观察病情变化有其重要参考价值。因为晨尿不过是代表一天中的一个时间点，而24h尿液则代表着一个时间段的尿液所有情况，所以从24h尿中得来的资料相当重要，应用24h进行检查的项目包括计算内生肌酐清除率，估算每天的尿蛋白分泌量，以及了解患者的内分泌代谢状态等。

腹膜透析者仍然可以生育吗？

答：透析者通常生育的可能性小，当然，也有例外。在适当的透析治疗后，特别是使用促红细胞生成素纠正贫血后，身体状况改善，有了规律的透析方法后，正常的月经周期有可能恢复，怀孕的机会增加。通常不主张女性透析者怀孕，因并发症及母婴的危险性会增加，因此有必要采取避孕措施。

第五章

自动化腹膜透析机

什么是自动化腹膜透析？

答：利用一个循环机（腹透机）在夜间进行透析液体交换，白天将透析液留腹，称为自动化腹膜透析（APD），吸收了连续性非卧床腹膜透析（CAPD）和间歇性腹膜透析（IPD）的优点。

自动化腹膜透析运行的基本原理有哪些？

答：自动补液、自动加热、自动灌注、计时留腹、自动排液。一体化卡夹式管路，带来的是简易便捷的操作体验，避免了错误操作所导致的意外发生。整合每天的连接管路次数，全密闭的回路排液系统。更无菌，更美观，更洁净大大降低患者的感染风险（见图 5-1）。

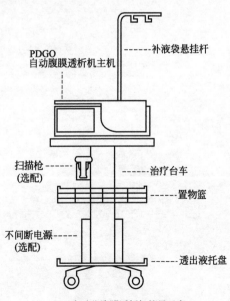

(a) 自动化腹膜透析机简易示意

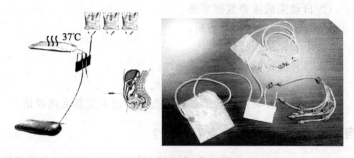

(b) 一体化卡夹式管路

图 5-1　自动化腹膜透析

目前国内、外自动化腹膜透析使用现状如何？

答：自动化腹膜透析于 20 世纪 60 年代初由 Fred Boen 首次描述。1966 年，Norman Laker 发明出能够检测进入腹腔透析液容量的循环机，即自动化腹膜透析自动化循环机的前身。随后自动化腹膜透析技术不断发展，并逐渐引入间歇性腹膜透析、持续循环腹膜透析、潮式腹膜透析等模式。自动化腹膜透析治疗在世界上非常普遍，目前全球 40% 的腹膜透析患者接受自动化腹膜透析治疗，加拿大腹膜透析的患者中超过 60% 的患者采用自动化腹膜透析模式，英国约 50%，美国约 67%，而中国却不到 1%，我国目前有大量终末期肾病患者需要接受透析治疗，现有腹膜透析（PD）患者几乎全部采用持续非卧床腹膜透析（CAPD）模式。

自动化腹膜透析与传统的持续非卧床腹膜透析相比，不同之处有哪些？

答：(1) 自动化腹膜透析

① 每次自动完成治疗的记录上传云端。

② 每次透析后实时评估本次治疗。

③ 随时可通过患者手机端进行医师指导调整处方。

④ 自动完成重要数据采集。

（2）持续非卧床腹膜透析。

① 手工记录腹透日记。

② 每月随访时评估透析充分性。

③ 每月随访后评估、调整透析处方。

④ 随访不及时造成病情延误，腹透日记不完整无法评估。

自动化腹膜透析的特点有哪些?

答：（1）为持续非卧床腹膜透析不能达到治疗目标的患者提供更为充分的透析。

（2）腹膜通透性高的透析者，透析时超滤量更易于控制。

（3）无须每周几次去透析中心或像持续非卧床腹膜透析那样白天交换腹膜透析液。

（4）家居或旅游时夜间进行的透析。

（5）操作特别方便，生活质量提高。

（6）减少因腹内压升高而引起的并发症。

（7）降低腹膜炎等透析并发症的发生率。

自动化腹膜透析的优点有哪些?

答：（1）治疗模式更宜个体化设置，减轻腹腔压力。

（2）使用方便、操作便捷，提高生活质量。

（3）腹膜炎发生率相对较低。

（4）可提供常规透析方式难以达到的高剂量透析。

（5）一体化卡匣式管路以及防感染连接设计，方便安装、操作使用。

（6）具备自动操作指引以及多组内置处方功能、透析处方自定义及存储功能，自动记录显示灌注量和计算超滤量。

自动化腹膜透析的投入使用为医务人员带来的便利有哪些?

答：（1）减少了在进行腹膜透析换液操作上的时间。

（2）节约人力资源。

（3）可以让连续性非卧床腹膜透析（CAPD）患者达到良好的超滤。

（4）针对不同患者的残余肾功能和不同的腹膜转运功能调整到最佳处方，实现灵活的透析处方，以达到理想的清除体内毒素和水分效果，达到充分透析。

（5）自动化腹膜透析患者的腹膜炎发生率与连续非卧床腹膜透析患者相比更低，是一种安全、高质量的透析治疗。

自动化腹膜透析为患者带来的便利有哪些？

答：（1）生活自由度高，不需要每周到医院做血液透析。

（2）患者和助手可不受任何限制地安排白天的日常活动或参加力所能及的工作，生活质量大大提高。

（3）白天放心地工作学习，工作时不用担心腹膜透析换液的空间及时间，夜间接受正常透析治疗。

（4）减少因多次换液操作过程的不慎引起的腹膜炎。

（5）上传透析数据，医务人员远程调整透析处方，是一种可实现远程监控的自动腹膜透析治疗。

自动化腹膜透析的适应证有哪些？

答：（1）常规行持续非卧床腹膜透析无法获得充分的超滤量和溶质清除率的透析者。

（2）不能耐受过高的腹腔内压力的透析者。

（3）经济条件许可的持续非卧床腹膜透析者。

自动化腹膜透析的适用人群有哪些？

答：（1）有求学、工作需求的人群。

（2）大体型患者。

（3）小儿患者，包括新生儿的优选治疗。

（4）需要帮助的老年患者。

（5）高平均转运的患者。

（6）无尿患者。

自动化腹膜透析在终末期肾病患儿中的应用优势有哪些?

答：自动化腹膜透析是终末期肾病患儿理想的肾脏替代治疗方式。

（1）儿童的腹膜表面积约为成人 2 倍，因此终末期肾病患儿应用自动化腹膜透析溶质清除率高。

（2）自动化腹膜透析血流动力学相对稳定、对儿童的生长发育影响较小，有利于终末期肾病患儿的长期预后。

（3）自动化腹膜透析技术简单、安全、易操作，利用夜晚休息时间自动进行透析，患儿可以有规律地上学及参加正常的社会活动，有利于患儿的身心发展。

因此，自动化腹膜透析在终末期肾病儿童患者透析治疗中具有明显的优势。

如何选择自动化腹膜透析的透析模式?

答：根据腹膜透析操作执行的方法不同，自动化腹膜透析可分为间歇性腹膜透析（IPD）、持续循环腹膜透析（CCPD）、夜间间歇性腹膜透析（NIPD）和潮式腹膜透析（TPD）等，各种腹膜透析均有各自适应的患者。

（1）间歇性腹膜透析（IPD）   适用于以下患者：

① 患者仍有残余肾功能，仅需偶尔行腹膜透析治疗。

② 新腹膜透析患者，术后 7～12 天进行小剂量 IPD，有利于置管切口的愈合。

③ 腹膜高转运者，常规持续非卧床透析治疗不能达到超滤要求。

④ 规律 CAPD 患者，出现明显腰背痛不能耐受、并发腹疝或透析导管周围漏液者，可暂时改做 IPD。

⑤ 急性肾衰竭及某些药物急性中毒，宜采用 IPD。

⑥ 严重水钠潴留、水中毒、充血性心力衰竭，可采用 IPD治疗。

（2）持续循环腹膜透析（CCPD）　适用于以下患者：

① 需要他人帮助的腹膜透析患者（如儿童、盲人、老人）或需白天工作者。

② 因操作不当导致反复发生腹膜炎的持续非卧床腹膜透析患者。

③ 腹膜溶质转运功能轻度低下，进行持续非卧床腹膜透析不能达到充分透析的患者。

（3）夜间间歇性腹膜透析（NIPD）　适用于进行持续非卧床腹膜透析伴有腹内压升高、出现腰背痛、疝气、腹膜透析管周渗漏以及腹膜高转运者。

（4）潮式腹膜透析（TPD）　适用于腹膜高转运患者。见图 5-2。

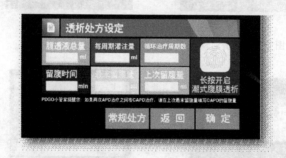

图 5-2　潮式腹膜透析模式设置

自动化腹膜透析治疗时准备的用物有哪些？

答：用物准备包括治疗车、自动化腹膜透析机器 1 台、按治疗量准备 2L 腹膜透析液若干袋（根据病情选择治疗剂量）、碘伏帽 1 个、出口管夹 2 个、速干手消毒液、口罩 2 个。

如何进行自动化腹膜透析操作？

答：以东泽医疗 PDGO 自动化腹膜透析机操作界面为例。

点击仪器屏幕"点击启动"（图 5-3）进行开机→温控系统自检（图 5-4）→输入用户条码、微信二维码或手机号登入（图 5-5）→透析处方设定界面（图 5-6）→输入透析液总量、每次灌注量、留腹时间、最末留腹量→上次留腹量→输入体重及生命体征（图 5-7）→透析液袋放置在自动化腹膜透析机的加热托盘上进行预热（确认加热托盘及透出液托盘无异物）（图 5-8）→补液杆上

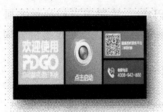

图 5-3　点击启动

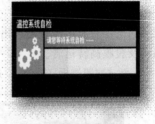

图 5-4　自检

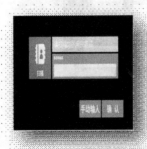

图 5-5　登入

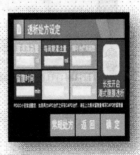

图 5-6　处方设定

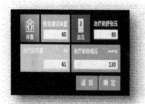

图 5-7 输入体重及生命体征

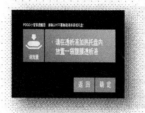

图 5-8 预热透析液

面悬挂腹膜透析液治疗量→连接一体化卡夹式管路→预热完成（图 5-9）→预冲（图 5-10）→引流（图 5-11）→腹膜透析液灌注（图 5-12）→留腹（图 5-13）→循环引流、灌注、留腹过程［可显示治疗数据（图 5-14），也可汇总治疗数据（图 5-15）］→结束透析（图 5-16）。

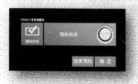

图 5-9 预热完成

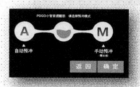

图 5-10 预冲

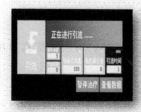

图 5-11 引流

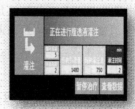

图 5-12 灌注

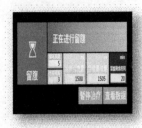

图 5-13　留腹

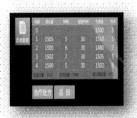

图 5-14　治疗数据

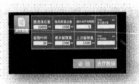

图 5-15　治疗数据汇总

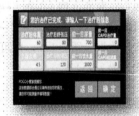

图 5-16　结束透析

自动化腹膜透析治疗时的注意事项有哪些?

答：（1）使用者需培训合格后上岗。

（2）机器报警时需要仔细检查可能发生的原因并予以排除。

（3）自动化腹膜透析管路每日更换。

（4）严格无菌操作，严格遵守操作规程。

（5）专人保管、定位放置、定期检查维修，每次用毕机身用清洁半干抹布擦拭。

自动化腹膜透析还可以应用到哪些领域?

答：（1）自动化腹膜透析用于中毒的患者，可有效移除相对分子量＞10000 的毒素。

（2）自动化腹膜透析作为一种腹腔给药途径，可用于全胃肠外营养治疗时液体和药物的输入。

（3）其他领域，自动化腹膜透析还可以用于急性胰腺炎、高热或低体温、肝功能衰竭等情况。

自动化腹膜透析的发展的阻碍有哪些？

答：（1）患者需要较高要求的学习能力。

（2）治疗费用相对较高。

（3）目前尚未能普及。

如何实现腹膜透析时互联网+透析？

答：自动化腹膜透析机是可实现远程监控的自动化设备，可通过无线 2G/3G/4G 网络或其他协议通讯模式将患者的治疗数据、设备运行信息远程传输至服务器进行同步处理并保存，实现在终端设备的实时显示和远程协助功能；帮助医生实时了解患者的透析情况，并可及时指导患者采取进一步个体化治疗方案，同时设计大规模数据分析模块，分析了解患者的总体透析状态，从而采取相应措施；通过远程监控模式，实现居家腹膜透析的主动安全，提高腹膜透析治疗的总体质量和水平。

腹膜透析互联网+示意见图 5-17。

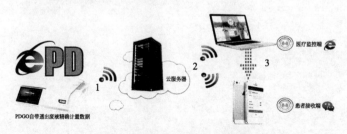

PDGO自带透出废液精确计量数据

1.PDGO终端自动记录治疗数据➡️云服务器➡️2. 云服务平台医疗监控端/患者接收端➡️3. 医生提示指导患者操作治疗

图 5-17　腹膜透析互联网+示意

第六章

正确使用药物

腹膜透析患者常用的药物有哪些？

答：腹膜透析患者常用的药物有磷结合剂、抗高血压药、促红细胞生成素（EPO）、铁剂、注射用胰岛素、肝素钠注射液、维生素D、抗生素。

腹膜透析者使用药物的注意事项有哪些？

答：（1）抗高血压药 需要密切检测血压，最好每日两次；对口服短效或长效药物一定要遵医嘱按时按剂量用药，漏服或随意加大剂量服用均可导致不良的后果，对缓释及控释制剂一定要按时吞服勿嚼碎或掰开服用；服药治疗期间仍要坚持日常行为控制，如低盐低脂肪饮食、忌烟酒、控制体重、适度活动、保持积极乐观的情绪、工作中劳逸结合。

（2）抗贫血药 主要治疗药物为促红细胞生成素，对于皮下注射的促红细胞生成素，应该掌握正确的储存方法、使用剂量、使用时间的安排等，在服用铁剂时不能与抗酸药同报。

（3）磷结合剂 临床上一般选用钙片作为磷结合剂，应指导透析者餐中服用，并与食物一起嚼服，以减少食物中磷的吸收。

（4）利尿药 应密切观察透析者的血压、尿量、腹透超滤量等，并做好记录。

易导致肾损害的药物有哪些？

答：药物是一把双刃剑，治疗疾病的同时，常可能引起各种不良反应。肾脏作为清除毒素最重要的器官，常受到毒物损害。当患肾脏疾病，尤其是肾功能减退的时候，药物更易对肾脏造成毒性反应或诱发免疫反应加重肾脏损伤，而且药物引起的肾小管间质损害往往不可逆转。因此，滥用药物对肾脏危害极大。

易导致肾损害的常见药物如下。

(1) 抗菌药物

① 氨基糖苷类：链霉素、新霉素、庆大霉素、阿米卡星（丁胺卡那霉素）；

② 两性霉素 B；

③ 利福平；

④ 多黏菌素 B、多黏菌素 E；

⑤ 半合成青霉素；

⑥ 磺胺类：复方磺胺甲噁唑（新诺明）；

⑦ 氟喹诺酮类：氟哌酸、环丙沙星、氧氟沙星等。

(2) 非甾体类抗炎药物　吲哚美辛（消炎痛）、双氯芬酸钠（扶他林）、阿司匹林、布洛芬、萘普生、安乃近等，多数感冒药含有以上某些成分。

(3) 造影剂　高浓度大剂量高渗性碘化物可导致造影剂肾病，泛影葡胺肾损害相对较小。

(4) 免疫抑制药　硫唑嘌呤、环孢素。

(5) 高渗溶液　甘露醇、右旋糖酐-40。

(6) 某些抗癌药、别嘌醇、西咪替丁、雷尼替丁等。

(7) 部分中药　关木通、广防己、青木香等含马兜铃酸的中药制剂，以及朱砂、雄黄、鱼胆、蜈蚣、雷公藤、安宫牛黄丸、龙胆泻肝汤等。

常见口服降压药物有哪些?

答：主要包括以下几类。

(1) 血管紧张素转化酶抑制药（ACEI）　包括培哚普利、贝那普利、福辛普利、雷米普利、卡托普利等。

(2) 血管紧张素受体阻滞药（ARB）　包括坎地沙坦、氯沙坦、缬沙坦、厄贝沙坦等。

(3) 钙通道阻滞药（CCB）　包括氨氯地平、硝苯地平、贝尼地平、乐卡地平、拉西地平等。

（4）利尿药　主要指噻嗪类，包括氢氯噻嗪、吲达帕胺等。

（5）α受体阻滞药　包括哌唑嗪、多沙唑嗪、特拉唑嗪等。

（6）中枢降压药　可乐定。

（7）β受体阻滞药　包括美托洛尔、比索洛尔、阿罗洛尔、卡维地洛等。

如何正确服用降压药物？

答：（1）强调长期药物治疗的重要性，用降压药物使血压降至理想水平后，应继续服用维持量，以维持血压的相对稳定，对无症状者更应强调。

（2）与医生商讨最佳服药时间，要根据患者血压的变化规律服药。

（3）监测血压以观察服药后的疗效。

（4）必须遵医嘱按时按剂量服药，根据自觉症状来增减药物、忘记服药或在下次吃药时补上上次忘记的剂量，均可导致血压波动。

（5）不能擅自突然停药，经治疗血压得到控制后，可逐渐减少剂量，但如果突然停药，可导致血压突然升高，如冠心病患者突然停用β受体阻滞药可诱发心绞痛、心肌梗死等。

如何根据血压波动选择服药时间？

答：高血压患者一天中的血压不是恒定不变的，24h中血压有一定的变化规律。一般上午6：00～9：00时血压最高，16：00～18：00时还有一个高峰，夜间入睡时血压下降10%～20%，血压最低，也就是勺型血压。对于勺型血压，通常早晨6：00时服药，这样既可以降低白天相对较高的血压，又可避免出现夜间低血压。其他可将降压药延迟至下午服用，如果服两种以上药物，可早上和下午服，以利于夜间血压的控制，有利于对心、脑、肾的保护。对于血压波动较大者，可在医生指导下，通过

24h 动态血压监测，在血压高峰前 1～2h 服药，以达到 24h 血压平稳控制。

为什么血压不能降得太快？

答：血压升高是一个长期缓慢的过程，使人体已产生一定适应性，如降压过快，超出人体调节范围，会造成头昏、心悸、乏力等不适，且有可能发生脑供血不足等情况。有大量科学证据证明：应在数周内将血压控制达标，并非数天也非数月。

如何处理血压过高时发生心绞痛？

答：血压突然升高极易导致血管收缩而引发心绞痛。突发心绞痛时，除了表现为心前区疼痛外，还可以反射到颈部、左上肢等部位，使人常疼痛难忍，痛苦不堪。因此，高血压透析者一旦发生心绞痛，首先安静地卧床休息，然后舌下含服硝酸甘油 1片，每 5min 可重复使用，但连续服用不超过 3 片，同时吸氧，等到症状缓解时，再迅速送往医院进行救治。

舌下含服硝酸甘油的注意事项有哪些？

答：(1) 舌下毛细血管丰富，吸收快，药效发挥快，是最佳的给药途径。

(2) 硝酸甘油有扩张血管作用，平卧位时会因回心血量增加而加重心脏负担影响疗效，站位时会由于心脑供血不足易出现晕厥，因此取半卧位或坐位。

(3) 注意药品剂量，心绞痛急性发作时，可立即舌下含化 1片硝酸甘油，如不见效，隔 5min 再含化 1 片，可以连续应用 3次，一般不超过 3 次。

(4) 连续含化 3 片硝酸甘油，心绞痛若无缓解，且伴有大汗、面色苍白、恐惧不安、四肢厥冷等症状时，可能发生急性心肌梗死，应立即按心肌梗死的急救常规进行处置。

（5）注意不良反应 硝酸甘油用量过大，会引起面色潮红，搏动性头痛，心悸，血压降低等副作用，此时应减少用量。

（6）注意随身携带，以备急用。

（7）注意避光保存，最好每月更换一次。

口诀：舌下含服取坐位，既能预防也应急。剂量过大有征兆，头痛心悸血压低。3片无效有问题，急性心梗要考虑。随身携带防不测，药物失效及时替。

什么是发生高血压急症时亲属的正确处理方法？

答：高血压急症表现为血压急剧升高，以收缩压更为显著，并出现剧烈头痛、眩晕、视物模糊、神志改变、恶心呕吐、腹痛、呼吸困难及心悸表现，透析者家庭里一定要备血压计，常用的降压药以及硝酸甘油等常见的高血压急救物品，如果条件允许，也可以配备氧气袋等。亲属除了要学会测量血压外，还应掌握简单的急救知识，一旦发病便可及时进行家庭急救，为入院救治赢得宝贵时间。

一旦出现血压急剧升高，发生上述症状时，应使患者保持安静，卧床休息，避免躁动。有条件者，立即给氧，舌下含服快速降压药，如卡托普利，舌下含化，该药一般在15min后即可见到降压效果。当血压初步得到控制后，可考虑到就近医院进一步治疗，但在搬运过程中，要采取头部略高的体位，严格避免颠簸震动。抽搐、昏迷者，应专人护理，及时清除鼻腔及口腔内分泌物，保持呼吸道通畅。心力衰竭者应取端坐位。

口服降糖药的种类有哪些？

答：口服降糖药根据作用效果的不同，可以分为促胰岛素分泌剂（磺脲类、格列奈类、二肽基肽酶-4抑制剂）和非促胰岛素分泌剂（双胍类、噻唑烷二酮类、α-糖苷酶抑制剂）。

如何指导终末期肾病患者口服降糖药物？

答：一般而言，当肾小球滤过率（GFR）＜60mL/min/1.73m² 时，大多数的口服降糖药物需酌情减量或停药。

（1）双胍类 该类药物主要作用是通过减少肝糖输出和改善外周胰岛素抵抗而降低血糖。其以原形经肾脏直接排泄，当肾功能严重损害时易在体内蓄积，增加乳酸性酸中毒的风险。因此，用于慢性肾病 3 期患者时应减量，当 GFR＜30mL/min/1.73m²，尤其是终末期肾病患者禁用。

（2）磺脲类 为胰岛素促泌剂。格列本脲、格列美脲的代谢产物仍有降糖活性，且一半以上经肾脏排泄，终末期肾病患者使用易出现低血糖，故禁用。格列吡嗪和格列齐特的代谢产物主要经肾脏排泄，均无降糖活性，低血糖风险较前两者降低，可用于肾功能轻度异常者，但终末期肾病患者仍禁用。格列喹酮的代谢产物无降糖作用且大部分从粪便排泄，但因临床证据较少，仍不宜用于终末期肾病。

（3）格列奈类 为非磺脲类胰岛素促泌剂。瑞格列奈、那格列奈仅少量经肾脏排泄，故不论肾功能水平均无需调整剂量。

（4）噻唑烷二酮类 为胰岛素增敏剂。吡格列酮用于肾功能受损患者用药经验有限，需谨慎用药。肾功能损伤的患者可以单用罗格列酮，无需调整剂量。

（5）糖苷酶抑制剂 阿卡波糖口服后很少部分被吸收，随着肾功能的降低，药物本身及其代谢产物的血药浓度增加显著，故阿卡波糖禁用于终末期肾病患者，而伏格列波糖则为慎用。

（6）二肽基肽酶-4（DPP-4）抑制剂 此类药物通过抑制DPP-4 活性而减少胰升糖素样肽 1（GLP-1）在体内的灭活，从而增加内源性 GLP-1 的水平达到降糖目的。仅利格列汀可用于终末期肾病患者时无需调整剂量，西格列汀、维格列汀、阿格列汀均需减量使用，而沙格列汀通过肾和肝排泄，在终末期肾病患者中用药经验非常有限，使用应谨慎。

如何选择胰岛素注射部位？

答：（1）腹部　应避免以脐部为圆心，避开腹透置管隧道处，半径2.5cm的圆形区域内及靠近腰部两侧注射（即使是肥胖患者）。

（2）手臂　上臂注射可选择侧面或者后侧部位。

（3）臀部　应选择臀部上端外侧部位。

（4）大腿　大腿注射选择其上端外侧，而不要选择膝盖附近的部位，应避开大腿内侧。

不同注射部位胰岛素吸收有何区别？

答：中国糖尿病药物注射技术指南（2011版）推荐，超短效胰岛素类似物的吸收速率不受注射部位的影响，可以在任何注射部位给药；短效胰岛素的注射部位首选腹部；中效胰岛素（NPH）作为基础胰岛素时，其首选注射部位是大腿和臀部；长效胰岛素类似物可在所有常规注射部位进行注射，但有待更深入的研究。早餐前注射常规（短效）胰岛素/中效胰岛素的预混胰岛素制剂时，首选注射部位是腹部，以加快常规（短效）胰岛素的吸收，便于控制早餐后的血糖波动；晚餐前注射任何含有中效胰岛素的预混胰岛素制剂时，首选注射部位是臀部或大腿，以延缓中效胰岛素的吸收，减少夜间低血糖的发生。

如何进行胰岛素注射部位轮换？

答：由于胰岛素本身是一种生长因子，反复在同一部位注射胰岛素会导致该部位皮下脂肪增生而产生硬结和脂肪肉瘤。所以在平时的注射中要注意注射部位的轮换。注射部位的轮换包括不同注射部位间的轮换和同一注射部位内的区域轮换。不同部位的胰岛素吸收速度和吸收率是不同的，为确保胰岛素吸收速度和吸收率的一致性，降低血糖的波动，不能将每天注射的区域和时间混淆。一种已经证实有效的注射部位轮换方案：将注射部位分为四个等分区域（大腿或臀部可等分为两个等分区域），每周使用一个等分区域并始终按顺时针方向进行轮换。

（1）不同部位的左右轮换　可以使用两种方法进行注射部位的左右轮换，一种是按照左边一周右边一周的方法进行注射部位的左右对称轮换。另一种方法是一次左边一次右边的方法进行注射部位的左右对称轮换。

（2）同一注射部位内的区域轮换　除了要在不同的部位间进行轮换外，还要注意在同一注射部位内的区域内轮换。同一注射部位内的区域轮换要求从上次的注射点移开约1cm的距离进行下一次注射（见图6-1）。

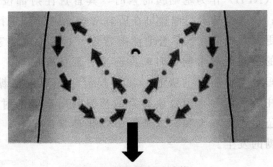

注射点与注射点之间，距离约1cm

图6-1　区域轮换示意

（3）不同注射部位及区域间的轮换　根据不同部位吸收胰岛素速度不同，可以早上注射腹部吸收最快，因为早上的血糖相对较高，中午注射手臂，睡前可注射大腿吸收慢。注射的区域和时间分布示意见图 6-2。

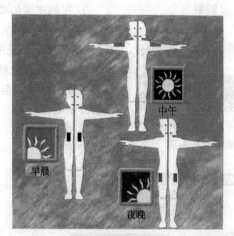

图 6-2 注射的区域和时间分布示意

胰岛素注射时如何捏皮及掌握注射角度?

答：注射前，应逐一检查相应的注射部位，根据患者的体型、注射部位以及针头的长度，确定是否需要采用捏皮注射及注射角度。捏皮的正确手法是用拇指、示指和中指提起皮肤。如果用五指来提捏皮肤，有可能将肌肉及皮下组织一同捏起。见图 6-3、图 6-4。

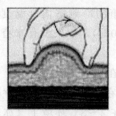

图 6-3 正确捏皮方法

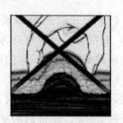

图 6-4 错误捏皮方法

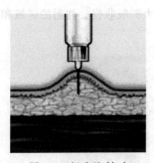

图 6-5　捏皮注射时
正确的注射角度

肌内注射捏皮注射的最佳步骤为：

① 捏起皮肤形成皮褶。

② 和皮褶表面呈 90°进针后，缓慢推注胰岛素，见图 6-5。

③ 当活塞完全推压到底后，针头在皮肤内停留至少 10s（采用胰岛素笔注射）。

④ 拔出针头。

⑤ 松开皮褶。

如何对胰岛素进行储存？

答：胰岛素的储存见图 6-6。

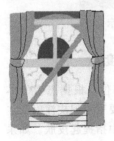
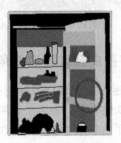
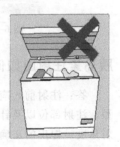

(a) 避免过热和阳光照射　　(b) 2～8℃冷藏　　(c) 不要冰冻

图 6-6　胰岛素的储存

（1）未开封的胰岛素　应在冰箱的冷藏室内（温度在 2～8℃）储存，不可放在冷冻室内（−20℃），如果没有冰箱，则应放在阴凉处且不宜长时间储存。

（2）已启用的胰岛素　尽可能放在温度 2～8℃储存。但在注射前，最好先放在室温内；也可以放在室温条件下，储存时间不要超过 30 天。未开启的笔芯：储存在 2～8℃环境下（冰箱内），开启后装入胰岛素笔内的笔芯在室温下（<25℃）可保存1个月。胰岛素笔芯不能冰冻，也不能暴露在阳光下。

（3）外出携带时 避免阳光直射、避免用干冰、避免长时间震荡；需准备备用的胰岛素；在室外温度过高或过低时，外出建议使用保温袋。

（4）乘坐飞机时 为了避免胰岛素被冷冻，应随身携带，不要托运。

为什么在胰岛素中可能存在一些气泡？

答：（1）在胰岛素灌装过程中，笔芯中会不可避免进入少量气泡，这是正常现象。

（2）若笔芯中出现大量气泡，通常表明胰岛素产品曾经受到冷冻。

（3）为了避免将空气注入体内并保证注射剂量的准确性，每次注射前应严格按照产品说明书进行排气。

为什么胰岛素注射针头会发生堵塞？

答：（1）一次性胰岛素注射针头重复使用，针头内残留的少量胰岛素形成结晶，造成针头部分堵塞或完全堵塞。

（2）针头有两个针端，一头用于刺破胰岛素笔芯，另一头用于皮下注射，由于患者操作不当，导致刺破胰岛素笔芯的针端发生弯曲，无法与药液相通。

为什么注射胰岛素后会发生漏液？

答：（1）注射完毕后，没有将针头及时卸下。

（2）注射后立即拔针，橡皮活塞还没有恢复原状（或者回弹力消失）。

胰岛素注射针头重复使用安全吗？

答：针头是一次性使用的医疗器械，不能重复使用。见

图 6-7。

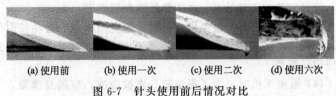

　　(a) 使用前　　　(b) 使用一次　　　(c) 使用二次　　　(d) 使用六次

图 6-7　针头使用前后情况对比

　　重复使用可能导致：①针头折断或损坏；②增加注射时的疼痛感；③增加注射时的阻力；④堵管；⑤胰岛素从针头溢出；⑥增加胰岛素被污染的机会；⑦胰岛素注射剂量不准确；⑧可能引起注射局部脂肪肥大或脂肪萎缩。

纠正贫血的常用药有哪些?

　　答：(1) 促红细胞生成素 (EPO)　　EPO 给药方法有静脉注射法和皮下注射法。

　　(2) 铁剂　　铁剂是造血所需的主要原料之一，铁剂的补充治疗以口服为宜，常用的口服铁剂多糖铁复合物，于进餐时或餐后服用，以减少药物对胃肠道的刺激，铁剂忌与茶同服。有胃肠道疾病或急需增加铁供应者可选用静脉补充铁剂，如蔗糖铁。选择静脉补充铁剂时应及时停止口服铁剂，用药期间注意观察患者不适反应。

　　(3) 叶酸、维生素 C 和维生素 B_{12}　　不仅有利于铁的吸收，还补充了其他造血所需原料。

如何使用促红细胞生成素治疗肾性贫血?

　　答：对于慢性肾病透析和非透析患者，促红细胞生成素的初始剂量建议为 50~100 IU/kg，每周 3 次（或 10000 IU 每周 1 次），皮下或静脉给药。初始用药剂量应根据患者的血红蛋白水平、体重、临床情况、促红细胞生成素剂型以及给药途径确定。

初始治疗的目标是血红蛋白每月增加 10~20g/L，应避免 1 个月内血红蛋白增幅超过 20g/L。对于终末期肾病透析患者，初始治疗和维持治疗期间，应每月至少监测血红蛋白 1 次。

推荐在促红细胞生成素治疗 1 个月后再调整剂量。根据患者的血红蛋白水平、血红蛋白变化速度、目前促红细胞生成素的使用剂量以及临床情况等多种因素调整剂量。如血红蛋白升高未达目标值，可将促红细胞生成素的剂量每次增加 20IU/kg，每周 3 次；或改为 10000IU，每 2 周 3 次。血红蛋白升高且接近 130g/L 时，应将剂量降低约 25%。如血红蛋白持续升高，应暂停给药直到血红蛋白开始下降，然后将剂量降低约 25%后重新开始给药，或者在考虑停止给药前，于更短的时间间隔（例如每周 1 次）内再次重复检测血红蛋白，对血红蛋白的进一步升高进行评估。如果在任意 2 周内血红蛋白水平升高超过 10g/L，应将剂量降低约 25%。

已经达标的血红蛋白值很容易超过或低于理想范围，因此需要进行剂量调整。调整剂量的频率取决于起始治疗期间血红蛋白的上升速度、维持治疗期间血红蛋白的稳定性情况以及血红蛋白的监测频率。当需要下调血红蛋白水平时，应减少促红细胞生成素剂量，但没必要停止给药。停止给予促红细胞生成素，尤其是长时间停药，可能导致血红蛋白持续降低，使血红蛋白降低到目标范围以下。严重感染或手术后的疾病状态可明显改变患者对促红细胞生成素的反应。当贫血严重或促红细胞生成素反应性严重降低时，应给予输血。

促红细胞生成素治疗肾性贫血时低反应性的原因有哪些?

答：促红细胞生成素低反应性最常见的原因是铁缺乏。

其他原因包括：合并炎性疾病、慢性失血、甲状旁腺功能亢进、纤维性骨炎、铝中毒、血红蛋白病、维生素缺乏、多发性骨髓瘤、恶性肿瘤、营养不良、溶血、透析不充分、应用 ACEI/

ARB 和免疫抑制药、脾功能亢进、红细胞生成素抗体介导的纯红细胞再生障碍性贫血（PRCA）等。

促红细胞生成素的不良反应有哪些？

答：（1）高血压 所有终末期肾病患者都应监测血压，尤其是初始接受促红细胞生成素治疗时。对于使用促红细胞生成素的患者，轻度血压升高应当视为是贫血改善后产生的反应而非副作用，一般无须因此停止或中断促红细胞生成素的治疗，除非出现难治性高血压。

（2）癫痫 应用促红细胞生成素治疗的患者，无须担心癫痫发作或癫痫发作频率的改变而限制患者的活动。癫痫病史不是使用促红细胞生成素的禁忌证，但如患者原有癫痫病史，应慎用，注意监测，防止治疗过程中的癫痫发作。

（3）栓塞并发症 使用促红细胞生成素的透析患者，不论其血管通路是自体内瘘还是人造血管，无须增加对血管通路的检测，亦无须增加肝素用量。但需要注意的是，如血红蛋白上升过快，可能导致心肌梗死、脑梗死、深静脉血栓的发生率升高。

（4）高钾血症 促红细胞生成素治疗能促进食欲，食量增加使经饮食摄钾增加。但临床上高血钾的发生率较低，故无须加强监测。

（5）肌痛及输液样反应 通常发生在应用促红细胞生成素 1～2h 后，表现为肌痛、骨骼疼痛、低热、出汗等症状，可持续 12h。2 周后可自行消失。症状较重者可给予非甾体类抗炎药治疗并减慢促红细胞生成素的输注速度。

（6）其他并发症 有报道显示，促红细胞生成素治疗可导致内膜增生和随后的血管狭窄、皮疹、心悸、过敏反应、虹膜炎样反应、脱发等症状，但发生率很低。

高磷血症对腹膜透析患者的危害有哪些？

答：健康的肾脏可以正常清除额外的磷，并将其从尿液排出。但是，磷不能通过透析充分地被清除，因而蓄积于血液中，出现高磷血症。高磷血症对腹膜透析患者可造成以下危害：①继发性甲状旁腺功能亢进；②心血管钙化，导致心血管并发症的发生，增加死亡风险；③皮肤瘙痒；④软组织钙化；⑤骨质脆弱，导致骨痛、骨折的发生。

口服磷结合剂有哪些？

答：口服磷结合剂分为含钙磷结合剂和不含钙磷结合剂，后者主要包括司维拉姆和碳酸镧。含钙磷结合剂的优势是价格便宜，不含钙磷结合剂价格相对昂贵。

（1）含钙磷结合剂 指以钙为基础的磷结合剂，包括醋酸钙和碳酸钙等。柠檬酸钙可作为钙补充剂，由于其增加铝的吸收，故不推荐作为磷结合剂使用。含钙磷结合剂在使用时，需嚼碎随餐服用。由于 K/DOQI 指南建议膳食中元素钙摄入量应小于每日 2000mg，含钙磷结合剂易导致终末期肾病患者的高钙血症，尤其是在未行透析的患者中，且钙暴露量过高可促进血管钙化发生，故限制了其临床应用。在使用过程中，应监测血钙水平，尤其是在合并使用活性维生素 D 制剂时。另外含钙磷结合剂引发胃肠道反应，如便秘。

（2）司维拉姆 包括盐酸司维拉姆和碳酸司维拉姆。对于已知高钙血症或存在转移性钙化的终末期肾病患者倾向于选择司维拉姆。盐酸司维拉姆有潜在加重代谢性酸中毒的风险，尤其是在非透析终末期肾病人群中，可改用碳酸司维拉姆以避免该风险。

（3）碳酸镧 该药相对司维拉姆，具有不增加代谢性酸中毒的潜在优势。但需注意的是，另外一种镧系元素钆，与肾源性系统纤维化相关，且碳酸镧的长期风险评估仍缺乏深入研究。其主要副作用是胃肠道反应。

（4）含铝磷结合剂 如氢氧化铝等，降磷效果显著，以往曾作为一线治疗药物，但长期使用易导致铝中毒，表现为软骨病、血液和神经毒性。目前认为短期使用含铝磷结合剂是合理的，比如4周的疗程。

为什么腹膜透析患者需要服用复方 α-酮酸片？

答：复方α-酮酸片配合个体化饮食的营养治疗方案，能有效平衡患者营养不良，能够保护残余肾功能，同时也能有效防治一些并发症，对透析患者起到多方面保护作用。

什么是腹膜透析者钙制剂正确服用方式？

答：依据钙制剂不同的作用确定不同的服药方式。

（1）空腹时服用，由于胃内的酸度较高，钙制剂崩解完全、迅速，有利于吸收补钙。

（2）餐中服药，分解后的钙离子与食物中的磷结合，形成不能吸收的物质而随粪便排出体外，因此这种服药方法用于降低血磷。

为什么要补充活性维生素 D_3？

答：在慢性肾病进展中，低钙血症和（或）1,25-二羟维生素 D_3［1,25 $(OH)_2D_3$］的缺乏导致继发性甲状旁腺功能亢进，甲状旁腺素分泌增加。随着肾功能下降，甲状旁腺维生素 D 受体和钙敏感受体（CaR）的数量下降，加重了它们对维生素 D 和钙的抵抗。此外，高磷血症可促进甲状旁腺组织的增生，通过稳定甲状旁腺素 mRNA 稳定等多种途径增加甲状旁腺素的合成。继发性甲状旁腺功能亢进不仅可导致骨骼的严重损害，还可以引起贫血、神经系统损害及心血管疾病等。甲状旁腺素高的患者总病死率或心血管疾病病死率明显升高。补充活性维生素 D_3 可直接抑制甲状旁腺素基因转录，同时增加胃肠道钙元素吸收，通过调节钙磷代谢，间接抑制甲状旁腺素分泌。

为什么腹膜透析患者需要补充维生素 D?

答：正常情况下活性形式的维生素 D 需经肾脏合成。当肾脏发生衰竭时，就会缺乏活性形式的维生素 D。维生素 D 和钙一起保证骨骼健康，部分透析患者需要服用活性维生素 D，以补充丢失的维生素 D，这对保证骨骼的强壮和健康是非常重要的。目前临床常用的药物是骨化三醇和阿法骨化醇。维生素 D 这类药物必须在医生的指导下服用，不能随便滥用。维生素 D 能够促进胃肠道中钙磷的吸收，导致高钙、高磷血症。因此，应在晚上睡前服药。因为这时胃肠道中的食物成分较少。

为什么腹膜透析患者需要补充铁剂?

答：铁剂帮助身体合成红细胞，不要在服用钙剂的同时服用铁剂，因为它们可互相黏合而不能发挥药效，也不要在服药的同时饮用茶水，这样会降低药效，在两餐饭中间服用铁剂。目前临床常用的药物是琥珀酸亚铁（速力菲）和维铁缓释片（福乃得）。国外常用静脉铁剂治疗，目前在我国静脉用铁剂也慢慢普遍起来。如果口服铁剂的副作用较大，可以使用静脉铁剂治疗，每次静脉铁剂治疗大约需要 1h，具体时间和频率由腹膜透析中心安排。

如何确定腹膜透析患者使用抗菌药物的时机?

答：当有明显的感染时，如发生腹膜炎、隧道口感染时，需要使用抗菌药物。

抗菌药物合理应用的原则有哪些?

答：抗菌药物合理应用坚持"四不"原则。

（1）不随便买药 抗菌药物是处方药，不能到药店随便购买，应凭医生的处方购买。

（2）不自行选药　选择哪类药物需要专业医生依据病情做出判断，切不可盲目自行买药。

（3）不盲目用药　家庭小药箱中不要储备抗菌类药物，患病时应到医院就诊，依据医嘱服药，类似上呼吸道感染（感冒）等常见疾病不适宜盲目服用抗菌药。

（4）不随便停药　抗菌药物一旦开始使用就要按时、按量使用，以维持药物的有效浓度。

为什么腹膜透析的老年患者需要服用通便药？

答：老年人尤其是糖尿病患者，胃肠道蠕动功能减退，容易出现便秘。同时，透析中由于饮食及服用药物的缘故，有时难以保持正常的肠道运动而易形成便秘。便秘容易增加腹腔感染的机会，导致腹膜炎的发生；便秘还容易造成腹膜透析液引流不畅。增加食物中纤维素的含量，如食用芹菜、青椒、香蕉等可以缓解便秘症状。如果单纯食疗不能解决便秘的问题，需要适当使用通便药，如开塞露、乳果糖、大黄碳酸氢钠等。这有助于大便软化，更易于排出。

如何确定腹膜透析患者使用肝素的时机？

答：肝素是一种"抗凝剂"，可预防组织和纤维黏合在一起。在排出的透析液中，有时可以见到白色黏液状组织或纤维样物质，这就是纤维蛋白，纤维蛋白有时可阻塞导管而造成排液困难，使用肝素可减少排出液中的纤维蛋白，进入透析液的肝素会停留在透析液中，不会进入身体。

老年人经常忘记服药如何对其进行指导？

答：很多老年人同时患有多种疾病，比如缺钙、高血压、糖尿病等，因此每天都要吃很多种药，为避免忘记服药，可施行以下措施。

（1）每天同一时间服药，服药时间与日常常做的事相联系，如起床、刷牙、早餐、午休等，起到提示作用。

（2）把药放在显而易见处，如餐桌上、茶几上、漱口杯旁等，但要避免让儿童触及、日光直射和潮湿。

（3）为了避免重复服药或者漏服，还可画表格，写上日期和药名，在相应的位置上打钩。

（4）可以自制一种药盒、把需要服用的药物集中在一起，既方便找药，也可以杜绝漏服的情况发生。

（5）使用小闹钟，每吃完一次药，可在下次吃药的时刻设置闹铃，提醒服药。对于记性不好的独居老人，还可以让家人来电话提醒。

（6）保存好药品的外包装，查看药品有效期。

保健食品可以代替药品吗？

答：保健食品不能代替药品，保健食品是指具有特定保健功能，适宜于特定人群食用，具有调节机体功能，不以治疗疾病为目的的食品。

药品、保健品的说明书包含哪些内容？

答：药品、保健品的说明书包含以下内容。

（1）药品标签或者说明书上有药品的通用名称、成分、规格、生产企业、批准文号、产品批号、生产日期、有效期、适应证、禁忌证或者功能主治、用法、用量、不良反应和注意事项。

（2）非处方药印有红色或绿色"OTC"字样。

（3）保健食品说明书有主要原（辅）料，功效成分或标志性成分及其含量，保健作用和适宜人群、不适宜人群，食用方法和适宜的食用量，规格，保质期，贮藏方法和注意事项，保健食品批准文号，卫生许可证文号，保健食品标志等。

第七章

科学饮食

什么是营养？

答：指人体消化、吸收、利用食物或营养物质的过程，也是人类从外界获取食物满足自身生理需要的过程，包括摄取、消化、吸收和体内利用等。人们通过营养这一重要过程有效地从食物中获取产生、维持、修复机体细胞所必需的能量和化学物质。

人体的营养状况与哪些因素有关？

答：人的营养状况与年龄、疾病、基础代谢率等因素密切相关。

护士在营养管理中的作用有哪些？

答：护士是临床中与患者接触最频繁且最密切者，患者入院后的评估很多是由护士承担，在患者的营养管理中承担重要责任，护士要与医生、营养师、药剂师合作，早期筛查出患者的营养问题，制定护理计划满足其营养需求，并及时监测营养支持的效果。

如何对患者进行营养评估？

答：目前营养评估的方法主要有单一指标和复合指标两类。单一指标包括体重指数、握力测量、上臂围等人体测量学指标和前清蛋白、总淋巴细胞计数等实验室检查指标。但有研究表明，单一指标的人体测量和生化指标不能准确反映营养不良状况，因此，复合营养评估工具的开发得到广泛重视。全球各地营养学会或中心研制了很多营养评估相关的方法和工具，目前发表的营养评估工具有70多种，每种方法各有优缺点，但很多未做信效度检测且未应用到临床实践。

掌握正确的营养评估方法，准确全面地评估患者的营养状况，是进行营养支持的前提。总体来说，营养评估的方法有人体测量方法、实验室检查和营养评估工具。

营养评估的人体测量方法有哪些？

答：营养评估的人体测量方法有体重指数、握力测量、上臂围、体力活动测量、血清白蛋白等。

如何计算体重指数？

答：体重指数，或称为体质指数（Body mass index，BMI），BMI＝体重（kg）/身高^2（m^2）。2002 年中国肥胖问题工作组根据 1990 年以来中国 13 项流行病学调查数据得出中国人 BMI 正常值（18.5kg/m^2≤BMI＜24kg/m^2），过高或过低均提示营养不良，是反映当前营养状态或急性营养不良的重要指标。BMI 简单、实用、可反映全身性超重和肥胖。不过需要注意的是，并不是每个人都适用 BMI 的，以下人群不适用 BMI：①未满 18 岁；②运动员；③正在做重量训练；④怀孕或哺乳中；⑤身体虚弱或久坐不动的老人。

如何进行握力测量？

答：握力（HGS）是指特定条件下单手握紧握力器后产生的力量总和，其力量主要由前臂外侧肌群和手内肌群的共同收缩活动产生。握力能可靠地反映肌肉丧失程度，可评估人体功能、营养状态、日常生活能力、残疾程度和预测生存结局，在临床研究中具有重要意义。有研究表明，握力与体重、血清 ALB 等营养指标成正相关，能较好地反映机体肌肉蛋白质的贮存情况，并且不受炎症、容量状态等的影响，是评估营养状态的敏感指标。

如何测量上臂围？

答：上臂围（MUAC）即肩峰与鹰嘴连线中点的臂围长，

可以反映人体的平均营养状况，并且这种方法简单易行，可用于大规模人群的筛查，但其灵敏度较体重指数这一指标差。如因患者卧床，不能测量 BMI，国外学者经常应用 MUAC 代替 BMI 评估卧床者的营养状况，我国则经常使用血清白蛋白（ALB）代替 BMI。

如何进行体力活动测量？

答：体力活动（Physical activity，PA）与营养状态存在剂量反应关系，适当的体力活动可延缓机体老化和器官功能衰退的进程，减少营养不良发生的概率，同时营养状况也制约着体力活动。体力活动测量的方法可分为两类：一类是客观测量方法，需借助于仪器和试剂测定，从身体活动能量消耗角度对身体活动进行测量，费用高，仪器设备要求高，一般仅用于科学研究，不适合流行病学调查；另一类方法是主观测量方法，以体力活动问卷从身体活动的强度、频率、每次活动持续的时间 3 个方面来测量，这种方法费用低，但测量结果不如客观测量方法准确。

营养评估的实验室检查方法有哪些？

答：前清蛋白、视黄醇结合蛋白、总淋巴细胞计数、氮平衡等。

什么是前清蛋白？

答：前清蛋白（PA）是存在于血清中的一种蛋白，主要由肝细胞合成，在血浆中含量少，半衰期短，能迅速反映营养摄入状态，是监测肝功能受损和营养缺乏较好的早期诊断指标。相对血清白蛋白（ALB）来说，PA 的半衰期较长，能比 ALB 更敏感地反映早期肝损害情况和营养不良状况。

什么是视黄醇结合蛋白？

答：视黄醇结合蛋白（RBP）广泛分布在血液、脑脊液、尿液中，半衰期较短，也能较敏感地反映机体的营养状况，可监测出早期和亚临床型营养不良。有研究发现，血浆 RBP 的变化早于 ALB 和转铁蛋白，并于氮平衡的相关性高于 ALB 和转铁蛋白，表明血清 RBP 是反映营养性疾病的敏感、特异性指标。

什么是总淋巴细胞计数？

答：淋巴细胞是白细胞的一种，由淋巴器官产生，是机体免疫应答功能的重要细胞成分。在患者出现营养不良时，常伴有免疫功能的低下，总淋巴细胞计数偏低。但在应激状态、感染、肿瘤、应用免疫抑制药等情况下，该指标会受到影响。

什么是氮平衡？

答：氮平衡是指氮的摄入量与排出量之间的平衡状态。测定每时摄入氮的量和排除氮的量，并比较两者的比例关系，以及体内组织蛋白代谢状况的实验称为氮平衡，包括氮的总平衡、氮的正平衡和氮的负平衡三种情况。食入氮多于排出氮称为正氮平衡，出现于幼年的生长、妊娠、病后的康复或组织损伤的修补等。排出氮多于食入氮时称为负氮平衡，多见于饥饿及营养不良、烧伤、创伤或大手术后一段时期。通过测定摄入氮与排出氮的水平来评价人体蛋白质的营养状况，是评价机体蛋白质营养状况最可靠和最常用的指标。

营养评估的工具有哪些？

答：综合性的营养评估工具较单一指标更能客观地反映患者的营养状况，目前尚无适用于患者营养评估的"金标准"，应根据患者的情况、特点选择适当的评估工具。现在用于营养评估的工具有微型营养评估、主观综合营养评估、PG-SGA、营养不良通用筛查等。

什么是微型营养评估？

答：微型营养评估（MNA），创建于 20 世纪 90 年代初，简单易行、不需要侵入性检查，能较早地发现存在营养不良风险的人群。MNA 主要适合用于≥65 岁的老年人营养风险筛查和营养状况评估，还可用于预测健康结局、社会功能、病死率和住院费用等。MNA 包括人体测量、整体评定、膳食问卷、主观评定四个部分，总分为 30 分。MNA≥24 分为营养状况良好，17 分≤MNA≤23.5 分为营养不良风险，MNA≤17 分为营养不良。但因 MNA 包括主观和客观两方面的评定，测量结果可能存在人为误差，操作者要接受专业的培训。2006 年欧洲肠外肠内营养学会指南推荐，MNA 可作为对老年人进行营养筛查和评定的主要方法，目前已在欧洲国家广泛使用。但我国有学者认为 MNA 未考虑到亚洲人群的饮食习惯，故 MNA 的本土化还需要进一步验证。

什么是主观综合营养评估？

答：1987 年德国的 Detslcy 发明了主观综合营养评估（SGA）量表，创造性地把主观感觉纳入量表中来评价患者的营养状态，被美国肠外肠内营养学会和欧洲肠外肠内营养学会推荐使用，主要用于判断患者是否存在营养不良。SGA 具有简单、无创、可反复进行等优点，在临床上被广泛使用。但 SGA 为非量表化，无具体评分标准，依靠的是操作者的主观感觉，故也有学者质疑其临床应用的准确性。

什么是 PG-SGA？

答：PG-SGA 是 Ottery 等根据 SGA 修改而成，可以发现可能发生营养不良的高危人群，并可对肿瘤患者营养不良程度进行评估。评估内容包括 7 项：体重变化、不适症状、食欲、体力状况、与营养相关的疾病状态、代谢状态、体格检查，将患者的营养状态分为：营养良好（A 级）、中度或可疑营养不良（B 级）、重度营养不良（C 级）3 级。在分级的同时进行评分，评分不同营养治疗的建议不同。

什么是营养不良通用筛查？

答：营养不良通用筛查（MUST）由英国肠外肠内营养协会多学科营养不良咨询组开发，最初为社区应用设计的。随着应用范围扩大，2003 年英国肠外肠内营养协会多学科营养不良咨询组指出，MUST 适用于不同医疗机构、不同年龄及诊断成人营养不良及其发生风险的筛查。它包括 3 个方面：BMI、体重变化、疾病所致进食量减少，通过 3 部分评分得出总分，分为低风险、中风险及高风险，该方法一般可在 3～5min 内完成。但 MUST 对于无法站立或不能准确测量 BMI 的癌症患者使用受限。

营养风险筛查是营养评估工具吗？

答：现在很多医院使用营养风险筛查（NRS2002）对患者进行营养风险筛查。它是一种营养风险的筛查。营养风险是指因营养有关因素对患者临床结局（包括感染有关并发症等）发生不利影响的风险，不是指发生营养不良的风险。

如何进行营养风险筛查？

答：营养风险筛查（NRS2002）是欧洲肠外肠内营养学会于 2002 年提出并推荐使用的营养筛查工具，是国际上第一个采用循证医学方法开发的营养评估工具，具有较好的预测效度、内容效度和可操作性。中华医学会肠外肠内营养学分会推荐 NRS2002 为住院患者营养不良风险评定的首选工具。该法的优点在于能预测营养不良风险，并能前瞻性地动态判断患者营养状态变化，便于及时反馈患者的营养状况，为临床营养干预提供依据。目前，NRS2002 在欧洲已被广泛应用，2004 年以来 NRS2002 在我国的应用性研究逐渐开展，研究结果表明，NRS2002 既考虑到了患者的营养不良情况、年龄因素，又兼顾了疾病的严重程度，简单、有效、无创、无医疗耗费，患者易于接受，能进行医患、护患沟通，通过问诊的简便测量即可在 3min 内迅速完成，故可有效用于筛查住院患者的营养状况。NRS2002 采用评分的方法对营养风险进行量度，总评分包括 3 部分：疾病评分、营养不良评分、年龄评分，总分最高分为 7 分，总评分≥3 分作为应用营养支持的标准，若评分＜3 分，则每周重复营养评分。

何时对患者进行营养评估？

答：合理的营养治疗可有效改善机体的营养状况，降低并发症的发生率，提高综合生存质量。营养评估的目的是预测营养因素引发临床结局好转或加重的可能性，以及营养干预是否能对其产生影响。美国和欧洲肠外肠内营养学会均认为：所有患者均应进行营养评估，并且在入院 24～48h 内完成。评估后应依据结果确定操作过程：患者没有营养风险，但需要在特定时间重新筛查，如住院期间每周筛查一次；患者有营养风险，由医务人员制定营养干预计划；患者有营养风险，但因代谢问题或功能问题无法实施标准计划或者难以确定患者是否存在风险，应由专家对患者进行更为详细的评估。

营养评估是一个动态的过程，应因人而异、制定个体化的评估策略，很多学者认为应根据患者当时的情况和特点来选择合适的评估工具或结合多种方法进行评估。

什么是慢性肾病的营养治疗？

答：营养治疗是指在医生和营养师的指导下，根据慢性肾病患者的特点，合理控制饮食，应用相关药品、食品，达到缓解症状、延缓慢性肾病进展的目的。营养治疗是临床治疗慢性肾病的主要手段之一，这与常说的个人饮食保健有根本的不同。

肾病营养治疗目的有哪些？

答：营养治疗目的有减轻肾脏负担；发挥残余肾功能的作用；延缓病情发展或恶化；纠正营养不良，降低并发症及病死率。

合理的营养治疗在慢性肾病患者中的作用有哪些？

答：营养治疗时合理地减少一些物质的摄入就可以较少产生新陈代谢的垃圾，减轻肾脏的工作压力。这样，残余肾单位的超负荷状态就会缓解，损毁速度自然就慢了。而且，较少的代谢垃圾也能明显缓解慢性肾病症状与发展，肌酐、尿酸、尿素氮这些含氮的代谢垃圾基本上是由蛋白质分解产生的，慢性肾病患者的饮食控制首先是限制蛋白质摄入。研究表明，慢性肾病患者采用低蛋白饮食后，肾功能下降的速度显著变慢。

为什么透析时会发生营养不良？

答：在透析治疗过程中发生营养不良十分常见，发生率约占 $1/3$，其发生原因主要有以下 6 个方面。

（1）蛋白质和热量摄入不足　营养物质吸收减少，析前过分的饮食限制，尿毒素或精神抑郁等因素刺激使得胃排空延迟或时常腹泻，造成营养物质吸收障碍。

（2）蛋白质和氨基酸丢失　营养物质丢失增加，在透析排毒、排水的同时，一些小分子营养物质如氨基酸、维生素 B_{12} 等也同时被排出。

（3）透析不充分。

（4）营养物质分解增加　透析治疗阶段患者常伴随很多疾病状态，如代谢性酸中毒、内分泌紊乱等均可引起蛋白质分解增加，导致营养不良的发生。

(5) 微炎症状态。

(6) 残余肾功能的减退。

透析者营养不良的临床表现有哪些？

答：营养不良可引起透析者免疫功能下降，易出现各种感染，如呼吸道、肠道和腹膜等部位感染；加重贫血；加重水钠潴留，影响心肺功能等，最终导致病死率增加。

如何预防腹膜透析患者营养不良？

答：(1) 加强腹膜透析患者透析前、透析过程中的宣传教育。

(2) 提高蛋白质和热量摄入。

(3) 复方 α-酮酸制剂的应用。

(4) 充分透析。

(5) 改善微炎症状态。

(6) 纠正酸中毒。

尿毒症患者膳食的基本原则有哪些？

答：尿毒症患者均为终末期肾病，即慢性肾病（CKD）5期，大多应接受透析治疗。尿毒症患者在调整饮食的同时，保证充足的能量摄入以防止营养不良，应设计多样化、营养合理的食物才能达到目标。

首先应计算标准体重，根据标准体重计算营养素摄入。设定的目标可以参考国际推荐适用于东方人的标准体重计算方法：

（男性）标准体重＝（身高 cm－100）×0.9(kg)

（女性）标准体重＝（身高 cm－100）×0.9(kg)－2.5(kg)

(1) 能量 对于 CKD 4～5 期患者，能量摄入需维持在每日 35 kcal/kg（年龄≤60 岁）或 30～35kcal/kg（年龄＞60 岁）。根

据患者的身高、体重、性别、年龄、活动量、饮食史、合并疾病及应激状况进行调整。定时定量进餐，早、中、晚三餐的能量分别占总能量的 20%~30%、30%~35%、30%~35%。均匀分配三餐食物中的蛋白质。

（2）碳水化合物 普通人群主要来源为米类、面类，但 CKD 患者应限制米面中植物蛋白质的摄入量，建议采用小麦淀粉（或其他淀粉）作为主食部分。碳水化合物供能比为 55%~65%，糖代谢异常者应更严格限制摄入。

（3）蛋白质 对于 CKD 3~5 期没有进行透析治疗的患者，蛋白质摄入推荐量为每日 0.6~0.8g/kg。血液透析及腹膜透析患者，蛋白质摄入推荐量为每日 1.0~1.2g/kg，当合并高分解代谢急性疾病时，蛋白质摄入推荐量增加到每日 1.2~1.3g/kg。其中至少 50% 来自优质蛋白质。推荐适量的奶类、蛋类或各种肉类、大豆蛋白等优质蛋白质的食品作为蛋白质的主要来源。对于患痛风或高尿酸血症者，限制大豆及其制品摄入量。

（4）脂肪 CKD 患者每日脂肪供能比 25%~35%，其中反式脂肪酸不超过 1%。可适当提高 Ω-3 脂肪酸和单不饱和脂肪酸摄入量。

（5）矿物质 各期 CKD 患者钠摄入量应低于每日 2000mg，磷摄入量应低于每日 800mg，钙摄入量不应超过每日 2000mg。当 CKD 患者出现高钾血症时应限制钾的摄入。当出现贫血时，应补充含铁量高的食物。其他微量元素以维持血液中正常范围为宜，避免发生血液电解质异常。

（6）维生素 CKD 患者需适量补充天然维生素 D，以改善矿物质和骨代谢紊乱。必要时可补充维生素制剂，以补充日常膳食之不足，防止维生素缺乏。开始透析后在必要时补充 B 族维生素和叶酸，可定期监测。在饮食正常的情况下，一般不补充维生素 C，以免引起高草酸血症。

（7）膳食纤维 推荐摄入量 14g/4180kJ（1000kcal）。

(8) 水分 少尿（每日尿液量小于 400mL）或合并严重心血管疾病、水肿时需适当限制水的摄入量，以维持出入量平衡。

如何简单估算理想体重？

答：标准体重(kg)＝身高(cm)－105。

体重允许范围：标准体重±10%。

肥胖：体重＞标准体重 20%。

消瘦：体重＜标准体重 20%。

目前常用体重指标有哪些？

答：体质指数(BMI)＝现在体重(kg)/身高(m²)

BMI：18.5～23.9 为正常。

BMI：≥24 为超重。

BMI：≥28 为肥胖。

不同体力劳动强度的能量有什么需要量？

答：见表 7-1

表 7-1 不同体力劳动强度所需能量

单位：kcal/kg

劳动强度	消瘦	正常	肥胖
卧床休息	20～25	15～20	15
轻度体力劳动(办公室职员)	35	25～30	20～25
中度体力劳动(学生、司机)	40	35	30
重度体力劳动(农民、舞蹈演员)	40～45	40	35

为什么人体需要摄入适量热量？

答：摄入足够的热量对整体健康是很重要的，日常所食用的所有食物均有热量可以为身体提供能量，帮助维持一个健康的体重，帮助身体利用蛋白质来构建肌肉和组织。

病情需要限制蛋白质，所以缩减了热量的一个重要来源，就需要从其他食物中获取额外的能量。一些糖类如糖、果酱、果冻、蜂蜜和糖浆都是很好的热量来源。其他好的热量来源有脂肪，如食用油、黄油、橄榄油，它们饱和脂肪酸的含量低而且不含有胆固醇。

每日如何充足供应透析患者能量?

答：透析患者每日最适宜的能量供应为 35kcal/kg。60 岁以上、活动量较小、营养状态良好的患者，可减少至 30kcal/kg。维持性透析开始后，患者需摄入足够能量，以增加干体重，从而改善机体营养不良状态。能量主要来源于米、面和脂肪，脂肪提供的能量是糖类和蛋白质的两倍多，应以负荷碳水化合物为主的糖类和植物油为主的不饱和脂肪酸构成能量的主要来源，糖类和脂类最好与富含蛋白质的食品一起摄入。

什么是食物分类?

答：按照中国居民膳食指南对食物进行分类。

（1）主食类　一般米饭、面等便是主食类，有些根茎类的食物包括玉米、番薯、山药、芋头等也归于主食类，此外以小麦淀粉、红薯淀粉、玉米淀粉为代表的第三类主食。

（2）肉鱼豆蛋类　主要含优质蛋白质成分者为肉、鱼、豆蛋类，其中也含有脂肪。

（3）奶类　其营养成分包括糖类、蛋白质及脂肪。

（4）蔬菜类　其所含的营养成分为维生素、矿物质及少许的糖类和植物类蛋白质。

（5）水果类　含有糖类、维生素、矿物质和微量蛋白质。

（6）油脂类　主要营养素即是脂肪，一般坚果类、花生瓜子、腰果等除脂肪外还含有部分蛋白质。

如何做到平衡的食物搭配？

答：（1）食物搭配5平衡 粗细搭配、荤素搭配；酸性食物与碱性食物的平衡；杂与精的平衡；寒与热的平衡；摄入与排出的平衡。

（2）饮食行为3平衡 饥与饱的平衡、动与静的平衡、情绪与食欲的平衡。

（3）每日应摄入四大类食品 谷薯类、菜果类、肉蛋类和油脂类。

如何分配饮食？

答：（1）按其所占总热量的比例算，均衡饮食中三者的分配为碳水化合物（糖类）55%～65%、蛋白质10%～15%（糖尿病可20%）、脂肪20%～30%。

（2）一日三餐的热量分配为早30%、午40%、晚30%或早1/5、午2/5、晚2/5。

如何选择食品？

答：（1）不吃过期食物 食品保质期，指在食品标签上标注的条件下，保持食品质量（品质）的期限。

（2）不吃长期保存的食物 任何食品都有储藏期限，储存时间过长或者储存不当就会受污染或者变质，受污染或者变质的食品不能食用。

（3）食物在冰箱里放久了，也会变质；用冰箱保存食物时，要注意生熟分开，熟食品要加盖储存。

（4）不吃标识上没有确切生产厂家名称、地址、生产日期和保质期的食品。

如何存放与加工生、熟食品？

答：生、熟食品要分开存放和加工，在食品加工、储存过程中，如果不注意把生、熟食品分开，例如用切过生食品的刀再切熟食品，盛过生食品的容器再盛放熟食品，熟食品就可能被生食品上的细菌、寄生虫卵等污染，危害人体健康。因此，生、熟食品要分开放置和加工，避免生、熟食品直接或间接接触。

饮食上的注意事项有哪些？

答：(1) 饭菜要烧熟煮透再吃，生的蔬菜、水果可能沾染致病菌、寄生虫卵、有毒有害化学物质。生吃前，应浸泡 10min，再用干净的水彻底洗净。

(2) 吃冰箱里的剩饭菜，应重新彻底加热再吃。

(3) 碗筷等餐具应定期煮沸消毒。

容易损害肾脏的物质有哪些？

答：(1) 盐　目前认为人体每天摄入 5~6g 盐（主要成分为氯化钠）就足以满足生理需要，我国普通民众的钠摄入量为标准的两倍，甚至更高。钠摄入过多与高血压发生密切相关，而高血压增加心脏和肾脏负担，长期则导致心肾功能损伤。

(2) 饮料　工业饮料中含一定量的色素、添加剂、防腐剂，这些物质代谢相当一部分依靠肾脏，增加肾脏负担。如可乐中含咖啡因，有利尿作用，促进水分排出，越喝越渴，且含大量磷酸盐，易导致肾结石，对于肾功能不全的患者则易导致血磷升高，补充水分应主要依靠喝白开水。

(3) 啤酒　长期大量饮用啤酒，造成体内脂肪堆积、高尿酸、血脂异常、血压升高、结石等多种问题，这些对保护肾脏都是不利的。

(4) 油脂和甜食　大量摄取甜食和油脂诱发肥胖，导致体内脂肪增加，易导致糖尿病和结石等问题。

(5) 蛋白质　高蛋白饮食造成体内含氮代谢物增加，肾脏负担加重，尤其是对肾功能已经受损的患者，更应该避免高蛋白饮食，避免发展成终末期肾病。

什么是腹膜透析饮食的原则？

答：（1）可多吃的食品　优质动物蛋白、富含 B 族维生素和维生素 C、含丰富纤维素食物。如全麦面包、糙米、粗面条和高纤维的麦片，这样可以避免便秘，而便秘在腹膜透析时容易导致腹腔感染。

（2）应该少吃的食品　避免食用高磷食物、限制盐的摄入，防止液体负荷过重、限制甜食和脂肪的摄入。

腹膜透析患者厌食的因素有哪些？

答：慢性肾功能衰竭到一定的程度后，患者会受到厌食的困扰，厌食影响饮食质量和营养摄取，可以使患者病情加重。厌食的因素有以下几种。

（1）体内代谢的毒素淤积在体内使患者口有异味而食不知味。

（2）透析时，从口腔到肠道整个的胃肠道黏膜受终末期肾病毒素的刺激发生出血、炎症、水肿、痉挛，影响对食物的摄取和消化。

（3）肾性贫血抑制食欲和消化吸收的能力。

（4）水、电解质、酸碱平衡紊乱。

（5）治疗饮食的食物品种、烹调方法均需严格受限，使患者对食物的兴趣不大。

如何应对腹膜透析患者厌食？

答：慢性肾功能衰竭患者的厌食往往长期存在，需要积极地应对。

（1）变换食物品种和加工方法，改善食物的口味，如低盐饮食多采用糖醋方法，而低蛋白饮食中注重荤素搭配的合理性，避免单调。

（2）各种肠内营养制剂都可选择，特别是那些肾病配方的营养素。

开始透析后患者还需要严格控制饮食吗？

答：总的来说，开始透析以后患者不需要严格控制饮食。对透析的患者主张透析当天蛋白质的摄入量为每千克体重 1.2g，因为透析本身引起蛋白质的分解和丢失，所以在饮食控制的同时应该补充必需的氨基酸或酮酸制剂。

如何正确认识慢性肾病患者减肥？

答：肥胖是糖尿病、高脂血症、高血压、冠状动脉粥样硬化的危险因素，肥胖对于慢性肾衰竭患者同样不利，患者可能需要适当控制能量摄入来减轻体重，不过体重丢失对于肾功能异常的人来说也有一定的风险，特别是病理性的体重丢失会造成身体组织的分解、氮质代谢产物增加、酸中毒，肾脏也可能因之受损。

什么是蛋白质？

答：蛋白质存在于一切动植物体和一切生物体中，可以说蛋白质是生命的物质基础，没有蛋白质就没有生命。每克蛋白质在体内氧化分解时产生 4kcal 热能，但是在肾病患者膳食中应尽可能依靠糖类和脂肪提供热能，以"保护"蛋白质，扬长避短，让它发挥更重要的作用。

为什么人体需要摄入适量的蛋白质？

答：身体需要适量的蛋白质用于构建肌肉、修复组织、抵抗感染。在肾病患者饮食中控制蛋白质的量，这会减少血液中的废物使肾脏功能维持得更久。肾病患者每日摄入的蛋白质应均包括两种来源。

（1）动物源性蛋白质，如蛋、鱼、鸡肉、红色肉类、奶制品和乳酪。

（2）植物源性蛋白质，如蔬菜和谷物。

为什么蛋白质-能量营养不良是慢性肾衰竭患者最突出的营养问题？

答：正常情况下，组织蛋白质的合成和分解始终保持一种平衡状态，而在慢性肾衰竭患者中往往是分解多于合成，究其原因还是与终末期肾病毒素的堆积和代谢性酸中毒有关；另一方面导致食欲下降、摄入不足；另一方面造成蛋白质分解代谢旺盛，难以利用外源摄入的氨基酸重新合成身体所需的蛋白质。

为什么非透析慢性肾功能衰竭患者要采用低蛋白饮食？

答：在肾功能正常时，食物中的蛋白质经过消化、吸收、分解，其中部分蛋白质、氨基酸被机体吸收利用，以维持人体正常的生理功能需要，还有一部分经过分解产生含氮的废物如尿素氮等从肾脏排出体外。在肾功能衰退时，肾脏排泄这些代谢废物的能力大大减退，于是蛋白质分解代谢的废物如尿素、肌酐、胍类等会蓄积在血中，成为尿毒症毒素。低蛋白饮食可减少蛋白质分解代谢物的生成和蓄积，从而减轻残余肾单位高负荷的工作状态，延缓肾小球的硬化和肾功能不全的进展，因此低蛋白饮食治疗是慢性肾功能衰竭患者透析治疗前的重要手段。

优质蛋白质食物有哪些？

答：优质高蛋白质食物如鱼、瘦肉、牛奶、鸡蛋等含必需氨基酸丰富的动物蛋白。尽量少摄入植物蛋白，如花生及其制品，因其含非必需氨基酸多。

腹膜透析患者选择蛋白饮食的注意事项有哪些？

答：牛奶、鸡蛋、瘦肉、鱼、鸡等动物性食物含丰富的蛋白质，这些蛋白质能更充分被人体利用，产生的代谢废物相对较少，而红豆、花生、玉米、燕麦等植物性食物也含有不少蛋白质，被人体利用的较少。不同质量的蛋白质，摄入量相同，营养价值、对肾脏的负荷却不同，选择蛋白质，特别要做到"少而精"。

如何正确指导慢性肾功能衰竭患者限制蛋白饮食？

答：慢性肾功能衰竭患者必须在早期即开始限制食物中蛋白质的摄入量。正常进食每千克体重平均摄入蛋白质为 1.0～1.2g。肾脏不能正常工作后，应该按照 0.5～0.6g/(kg·d)来限制蛋白质，相当于正常摄入量的一半，这是一个容易实现并长期坚持的标准，可能还需要用淀粉替代部分主食。

肾功能衰竭患者如何吃肉？

答：肾功能衰竭患者，应限制蛋白质的摄入。因其在体内可代谢产生一些含氮废物，并通过肾脏随尿排出，这并非不吃肉类，而相反，肉类、鸡蛋、牛奶中含有的是高生理价值蛋白质（代表蛋白质被人体吸收利用的程度高），是必须需要摄取的，只要每天摄取量不超过建议的量。素食中含有的是植物性蛋白，不属于高价蛋白，食用过多会产生过多的含氮废物，反而增加肾脏的负担。

如何简易计算肾病患者每日蛋白质摄取量？

答：正常人建议蛋白质摄入量为 4～6 份（1 份 37.5g，热量为 90cal），一块手掌大小的排骨含蛋白质量为 3 份，一掌心大的鳕鱼含蛋白量为 2 份，1 个鸡腿含蛋白质为 2 份，"田"字的豆腐含蛋白质约为 1 份，1 个蛋含蛋白质约 1 份，一杯 250mL 牛奶含蛋白质约 1 份。

如何在短时间内估算食物中蛋白质的含量?

答:50g 主食约 4g;25g 豆约 10g;1 个鸡蛋约 6g;50g 生肉约 10g;250mL 奶约 8g;25g 干果约 10g;500g 青菜约 2.5g;水果、淀粉类食物蛋白质含量少,可以不计。

如何评估慢性肾病患者摄入热量及蛋白质?

答:在限制蛋白质总量的前提下必须有 50% 以上来自优质蛋白质。如奶类、蛋、鱼、禽、肉及黄豆制品,其余蛋白质由五谷类、蔬菜、水果来提供。每日必须保证充足的热量控制蛋白质摄入的同时,须配合足够的热量摄取。热量摄取每天体重 30～35kcal/kg,以维持理想的体重为原则。若热量摄取不足,会引起身体组织蛋白质的分解,增加含氮废物的产生。以复合碳水化合物为主的糖类和植物油为主的单不饱和脂肪酸构成热量的主要来源,糖类和脂类最好与富含蛋白质的食品一起摄入。

为什么慢性肾病患者不需要禁食豆制品?

答:长期以来肾病患者不能吃豆制品已被广泛传播,但是现代医学研究认为豆制品中的蛋白质虽属植物蛋白,但也是一种优质蛋白质,相对于谷类和蔬菜它含必需氨基酸仍较多,此外它还可以提供钙、维生素等有益物质。所以,肾病患者可根据病情适量选用,不必视豆制品为大敌而绝对禁止。

如何指导腹膜透析患者选择合适的油脂?

答:(1) 烹调油的选择
① 不选择任何动物油脂,只选择植物油;
② 定期更换植物油,保证脂肪酸比例适宜;
③ 橄榄油、茶子油以单不饱和脂肪酸为主;
④ 大豆油、葵花子油以多不饱和脂肪酸为主;

⑤ 花生油中单不饱和脂肪酸和多不饱和脂肪酸含量接近；

⑥ 玉米油也是单不饱和脂肪酸（约 30%）的天然来源。

（2）使用调和油　通过降低烹调油中饱和脂肪含量、补充充足的单不饱和脂肪和多不饱和脂肪，将日常饮食脂肪酸的比例调整为饱和脂肪酸：单不饱和脂肪酸：多不饱和脂肪酸＝1：1：1。

含脂肪多的食物有哪些？

答：同等重量情况下植物油、猪油、黄油、香肠、火腿、蛋黄、五花肉、汉堡、芝麻、花生、核桃、排骨、腰果、色拉油等脂肪含量较高。

为什么慢性肾功能衰竭患者会发生血脂异常？

答：慢性肾功能衰竭患者容易发生血脂代谢的异常，常常在肾功能不全的早期就已有所表现，血浆甘油三酯、载脂蛋白 a-1 极低，低密度脂蛋白、中密度脂蛋白浓度均有可能升高，而高密度脂蛋白水平降低。其一，慢性肾功能衰竭容易造成高胰岛素血症和高胰高糖素血症，这两种激素会引起血脂异常。其二，慢性肾功能衰竭患者长期低蛋白饮食，脂肪和碳水化合物的供能比例自然较高，同时，治疗饮食中缺少抗氧化营养素（β-胡萝卜素、维生素 E）也是原因之一。其三，合并肾病综合征的肾功能衰竭患者可能是以高胆固醇、高甘油三酯血症为主的混合型血脂异常。血脂异常会造成动脉粥样硬化，增加患心脑血管疾病的风险；还有可能加重肾小球硬化、肾间质系膜细胞增殖，导致肾功能进一步恶化。所以，慢性肾功能衰竭患者不得不早防早治血脂异常。

肾病合并血脂异常时饮食的注意事项有哪些？

答：（1）少吃油炸、油煎或油酥的食物及猪皮、鸡皮等含油脂较多的食物。

（2）避免食用糕饼、热狗、汉堡香肠等食物。

（3）就餐时少喝汤，少吃勾芡的食物。

（4）炒菜时使用单不饱和脂肪酸含量较高的油料，如橄榄油、菜子油、花生油、茶子油，少吃饱和脂肪酸含量较高的油料，如猪油、牛油、肥肉、奶油等。

（5）喜欢甜食的患者，可以酌量使用代糖（如木糖醇）来代替糖分。

（6）肉类可部分以富含ω-23脂肪酸的鱼类来代替，如秋刀鱼、鲑鱼、鳗鱼、鲔鱼、白鲳鱼等。

什么是碳水化合物？

答：碳水化合物，又称糖类，是生活中必不可缺的一部分，按其结构可分为单糖、双糖和多糖。人类的主食如玉米、麦、米和高粱中，约含有80%的淀粉，其余为蛋白质。淀粉经过胃中消化酶的作用分解为葡萄糖后，由肠道吸收入血，再传送到全身各组织和细胞。植物蛋白质则经过肾脏代谢。

为什么要控制碳水化合物（热量）的摄入？

答：平时我们食物里的碳水化合物大多来自主食或甜食中的糖和淀粉，如米饭、面包、麦片等。腹膜透析时，腹膜透析液里的葡萄糖也会带来大量的热量。这些多余的热量可以使体重增加。如果体重已超重，就要尽量避免吃糖、甜食以及含有大量脂肪的食物如奶油、肥肉、全脂牛奶等。

钾离子有哪些作用？

答：钾离子是细胞内液的主要阳离子，体内98%的钾存在于细胞内。心肌和神经肌肉都需要有相对恒定的钾离子浓度来维持正常的应激性。血清钾过高时，对心肌有抑制作用，可使心跳在舒张期停止，血清钾过低能使心肌兴奋，可使心跳在收缩期停止。血钾对神经肌肉的作用与心肌相反。

易导致腹膜透析患者出现高钾血症的原因有哪些?

答:(1)便秘 终末期肾病患者常常合并胃肠道功能紊乱,尤其是老年人,易出现便秘,诱发高钾血症。

(2)药物 如血管紧张素转化酶抑制药(ACEI)、血管紧张素受体Ⅱ抑制药(ARB)、β受体阻滞药均可能诱发高血钾。

(3)饮食 食用含钾量高的食物,比如某些蔬菜水果。

(4)高代谢 感染、炎症等可导致高代谢状态,使血钾升高。

常见含钾高的蔬菜有哪些?

答:蘑菇、金针菇、西红柿、龙眼干、土豆、木耳、绿豆、青豆、黄豆、蚕豆、紫菜、菠菜、大头菜、深色蔬菜、胡萝卜、花椰菜、香菇、香菜、鲜豌豆、毛豆、蒜、榨菜、山药等。

常见含钾高的水果有哪些?

答:常见含钾高的水果有香蕉、橘子、柚、硬柿、榴莲、椰子、芒果、橘子、橘子汁、芭乐。

常见含钾高的动物食品及其他含钾高的食物有哪些?

答:常见含钾高的动物食品有动物内脏、牛奶、沙丁鱼。其他含钾高的食物有大枣、干果、巧克力、麦芽糖、速溶咖啡、浓茶。

慢性肾病患者减少钾摄入的饮食方法有哪些?

答:有些慢性肾病患者因为疾病本身或临床治疗而出现高钾血症。因钾离子易溶于水,且普遍存在于各类食物中,所以可以用下列方法减少钾的摄取量。

(1)蔬菜 烹饪前先将绿叶蔬菜浸于大量清水中半小时以

上，然后倒掉水，再用开水烫过后捞起，最后以油拌，避免食用菜汤及生菜；根茎类蔬菜如马铃薯等含钾较高，应先去皮，切成薄片，浸水后再煮；推荐多吃瓜汤，如冬瓜、丝瓜等，它们所含的钾质比绿叶菜汤低，用蔬菜煮成的汤均含较多钾。

（2）水果　避免食用高血钾水果，以及避免饮用果汁。

（3）肉类　勿食用浓缩汤及使用肉汁拌饭。

（4）饮料　避免饮用咖啡、茶、鸡精、人参精、运动饮料等。白开水及矿泉水是最好的选择。

（5）调味品　勿使用含钾盐代替含钠的钠盐、健康美味盐、薄盐及无盐酱油，市面出售的代盐及无盐酱油含大量钾，应避免使用。

（6）其他　坚果类、巧克力、梅子汁、番茄酱、干燥水果干及药膳汤等均含高钾，需注意食用。

含钾低的食物有哪些？

答：含钾盐低的食物有小红萝卜、白萝卜、南瓜、茄子、葱头、黄瓜、冬瓜、丝瓜、西葫芦、鸭梨、苹果、葡萄、菠萝等。

如何维持终末期肾病患者的血钾平衡？

答：对于接受透析的患者，钾摄入应在 50～75mmol。膳食中的钾主要来自水果和蔬菜。蔬菜中大部分的钾可通过烹调的方式如浸泡和水煮等方式清除。同时应尽量食用低钾的水果和蔬菜。如易出现高钾血症，除了限制钾摄入，应对其他因素进行筛查：使用血管紧张素转化酶抑制药（ACEI）或血管紧张素受体Ⅱ抑制药（ARB）、酸中毒、便秘、高代谢、使用β受体阻滞药、低胰岛素血症。

钠离子有哪些作用？

答：钠离子是细胞外液中带正电的主要离子，能够参与水的代谢，保证体内水的平衡。钠还可以维持体内酸和碱的平衡，它是胰汁、胆汁、汗和泪水的组成成分，构成食盐的金属元素，膳食中的钠主要存在于食盐中，它是烹饪中重要的调味品，也是保证机体水分平衡的最重要物质，有助血压、神经、肌肉的正常运作。

人体钠离子缺乏有哪些副作用？

答：人体缺乏钠会引致生长缓慢、食欲减退、昏睡、低血糖、心悸等症状，导致哺乳期的女性奶水减少、肌肉痉挛、恶心、腹泻和头痛。过多的钠则会引致水肿、血压高。如果误将食盐当作食糖给婴幼儿食用，有可能导致其死亡。身体健康者会透过肾将多余的钠排出体外。

减少钠摄入的饮食方法有哪些？

答：若有水肿、高血压或充血性心脏病时，需配合限钠饮食。限制钠摄入的方法如下。

(1) 避免加工类食品，如腌制品、罐头食品等，并谨慎使用酱油、乌醋、味精、鸡精、味噌、沙茶酱、辣椒酱、豆瓣酱、番茄酱等调味用品。

(2) 可利用白糖、白醋、酒、花椒、五香粉、八角茴香、柠檬汁、香菜、葱、姜、蒜等调味品，增加食物的可口性。

为什么腹膜透析患者要控制盐的摄入？

答：盐的主要成分是钠。吃咸的东西（高钠食品）后，腹膜透析患者常会有口渴而导致多喝水，这样就加剧了水钠的潴留。血钠水平过高会加重水分在身体里的潴留，使患者出现许多临床症状，体重增加、血压增高、腿和踝关节肿胀和感觉胸闷气短。所以平时应该少吃含钠高的食品，比如咸肉、火腿、香肠、咸饼干、土豆片、坚果、熏鱼、罐装金枪鱼等。

如何指导腹膜透析患者控制盐的摄入?

答：建议每天食盐摄入不超过 6g，甚至可以低至 3g。

（1）首先减少家庭烹饪用盐量。盐多加重口干，相应增多饮水量。因而限盐才能限水。建议在炒好菜前先不要放盐，将透析患者需要食用的菜盛出来，再将每餐定量的盐撒在菜上，这样口味更好。此外可以尝试其他调味品，如低钠盐，当然还有胡椒、花椒、柠檬等其他调味品。

（2）其次避免食用加工食品，因为加工食品为了延长保质期和增加味觉，预先加了过量食盐。

（3）最后用带有刻度的杯子定量饮水，也可用营养成分丰富的水果替代，口干难受时，试试含小冰块或口香糖等。

肾源性水肿饮食护理有哪些?

答：（1）钠盐　限制钠的摄入，以少盐饮食，每天以 2～3g 为宜。

（2）液体　液体入量视水肿程度及尿量而定。若每天尿量达 1000mL 以上，一般不需要严格限水，但不可过多饮水。若每天尿量小于 500mL 或有严重水肿者需限制水的摄入，重者应量出为入，每天水分入量不超过前一天 24h 尿量加上不显性失水量（约 500mL）。当日水分摄取＝前一日尿量排出＋透析超滤量＋500～700mL（水分包括饮水、饮料、口服液体药物、静脉滴注液体量、菜汤、水果、食物等；排出量包括呕吐、腹泻或引流量）。

水分控制的技巧有哪些?

答：（1）尽量少食腌制及加工制品，最好不要用味精，以免口渴，口渴时用凉水漱口，不要咽下。

（2）所有食物都是含水分的，不要过度饮水，先将一日饮用水用固定容器装好，并且将这些水平均分配饮用，放弃咖啡、茶、软饮料等。

（3）将一日可饮用的水，分一部分混合柠檬汁结成冰块口渴时含一粒在口中，让冰块慢慢溶化。

（4）尽可能用进餐时的液体服药。

（5）每天早晚称体重，腹膜透析患者应尽量控制体重的增长。

（6）平常要保持清淡饮食。

（7）控制血糖，高血糖会增加口渴感。

如何知道体内液体太少？

答：当出汗太多、呕吐或腹泻时体内的液体丢失过多而处于脱水状态，体液太少的迹象有头晕、低血压、体重下降。

钙离子有哪些作用？

答：钙离子除了是骨骼发育的基本原料，直接影响身高外，还在体内具有其他重要的生理功能。这些功能对维护机体的健康，保证正常生长发育具有重要作用。钙能促进体内某些酶的活动，调节酶的活性作用；参与神经、肌肉的活动和神经递质的释放；调节激素的分泌。血液的凝固、细胞黏附、肌肉的收缩活动也都需要钙。钙还具调节心律、降低心血管的通透性、控制炎症和水肿、维持酸碱平衡等作用。

含钙高的食物有哪些？

答：同等重量情况下钙含量较高的食品有芝麻、奶粉、豆干、榛子、牛奶、黄豆、酸奶、海带、素鸡、河虾、海虾、西瓜子、南瓜子、海参、木耳、鱼松、熟鱼。

如何正确指导慢性肾病患者补钙？

答：高钙、低磷饮食有助于纠正慢性肾功能衰竭患者甲状腺功能亢进，预防肾性骨病的发生。慢性肾功能衰竭患者应设法提高饮食钙摄入量，不应少于营养素推荐量标准，同时保证一个合适的钙磷比例，减少饮食中影响钙吸收和利用的因素，多晒太阳，从事力所能及的体力活动也有助于肾性骨病的预防。肾衰竭患者补钙不能全靠饮食，降磷的口服钙剂，以及为防止肾性骨病而使用活性维生素 D_3，其补钙功能功效都强于饮食。适合慢性肾功能衰竭患者的饮食钙、维生素 D 的推荐标准是：钙为 1000～1200mg/d，维生素 D 为 10μg/d。补钙虽有益，对肾功能衰竭患者却非多多益善，有时候，钙质异常的钙化现象如果发生在血管、软组织、胰腺、脑组织或其他地方，对机体产生严重的影响。

什么是磷?

答：磷存在于人体所有细胞中，几乎参与所有生理上的化学反应。

（1）是维持骨骼和牙齿的必要物质，磷和钙都是骨骼牙齿的重要构成材料，促成骨骼和牙齿的钙化不可缺少的营养素。

（2）磷还是使心脏有规律地跳动、维持肾脏正常功能和传达神经刺激的重要物质。

（3）参与体内的酸碱平衡的调节，参与体内能量的代谢。

如何控制腹膜透析患者磷摄入?

答：根据实践指南推荐，终末期肾病患者血磷应维持在 3.5～5.5mg/dL，因此磷的摄入量应限制在每日 800～1000mg。因磷的摄入中相当一部分来自动物性食物，尤其是高蛋白食物，为了限制磷摄入又不影响蛋白质摄入，应选择磷/蛋白比值低的食物，如干奶酪、瘦肉等。对于严格设计饮食后，仍有高磷血症或因限制磷摄入引发营养不良者，应联合磷结合剂降磷。使用活性

维生素 D_3 可能增加磷的吸收，故应注意监测血磷。

含磷高的食物有哪些？

答：慢性肾功能衰竭患者易产生高磷血症。对于肾功能不全者，早期适当限制饮食中磷的含量，可延缓肾功能衰退，以及预防肾性骨病的发生。含磷高的食物有以下几种。

(1) 乳制品　如奶粉、鲜奶、优酪乳、乳酪等。

(2) 豆类　如红豆、黑豆、绿豆。

(3) 坚果类　如瓜子、核桃、腰果、花生、栗子、开心果、杏仁、黑芝麻。

(4) 全谷类　全麦面包、糙米、莲子、燕麦、薏苡仁、麦片。

(5) 内脏类　猪肝、猪心、鸡胗。

(6) 其他　如蛋黄、可乐、汽水、可可粉、鱼卵、肉松、骨髓、小鱼干及肉干制品。

为什么慢性肾病患者限磷宜早不宜迟？

答：慢性肾功能衰竭患者肾小球过滤和排出磷的能力低下，导致血磷升高，刺激甲状腺激素的分泌可使尿磷的排泄增加，使血磷在一定的时期内尚能控制在正常范围内，但是随着肾功能进一步恶化，会出现失代偿的情况——血磷升高、甲状旁腺功能亢进以及由此引发的肾性骨病，血磷升高更可以损伤肾功能，所以要尽早控制食物中的磷摄入量。慢性肾功能衰竭患者对磷的需要应不高于推荐的正常需要量，即磷为 $700 \sim 800 \text{mg/d}$，钙磷比例为 $(1 \sim 2) : 1$。

痛风腹膜透析者饮食原则有哪些？

答：(1) 限制含嘌呤食物的摄入量。应少吃嘌呤含量较多的动物性食物。

（2）少吃动物内脏（心、肝、肠、肾）及脑、蛋黄、虾子、蟹黄、肥肉、鱿鱼、墨鱼、牛油、奶油等高脂肪、高胆固醇的食物。

（3）多吃些碱性食物 碱性食物主要是新鲜蔬菜、水果、牛奶等。这类食物能使尿液偏碱性，减少尿酸的形成。

（4）饮水量 每天从汤、粥及饮水中摄入的总水量应达到2500～3000mL，日排出量最好达到2000mL，可以稀释尿酸，使尿酸水平下降，还能加速尿液排泄；夜间也应注意补充水分，预防夜尿浓缩。

（5）适量摄入蛋白质 过多地摄入蛋白质会使嘌呤的合成量增加，并且蛋白质代谢产生含氮物质，可引起血压波动。应少吃含脂肪高的猪肉、增加含蛋白质较高而脂肪较少的禽类及鱼类。牛奶、鸡蛋含嘌呤很少，可作为蛋白质的首选来源。

（6）忌酒及含酒精的饮料 乙醇代谢使血乳酸浓度增高，易使体内乳酸堆积，并抑制尿酸排除，易加重痛风发作，啤酒中含嘌呤亦很高，绝对禁止。

有助于尿酸排除的食物有哪些？

答：碱性环境可提高尿酸盐溶解度，加快尿酸排泄，防止结石形成，如蔬菜、水果、奶、马铃薯、西芹、香蕉等。另外高钾食物可减少尿酸沉淀，有利于将尿酸排出体外。饮水时间易放在三餐之间，用白开水，使体内尿酸随尿量迅速排出；同时也降低尿中尿酸浓度，可预防尿道结石的形成，延缓肾脏进行性损害，为了防止夜尿浓缩，提倡夜间也应补水。

痛风透析者能够进补吗？

答：需特别指出的是，嘌呤是水溶性的，在烹调后会溶于汤中，在肉汤、鱼汤、火锅中含量很高，鸡、鱼、肉这类食物可以在煮沸后去汤食肉，忌用一切含嘌呤高的食物。

老年肾病患者对饮食的要求有哪些？

答：老年肾病患者除了按照成年肾病饮食治疗原则进行外，还应注意以下几点。

(1) 老年人的热量需求比成年人低10%～20%，应适当减少动物脂肪的摄入，并可根据体重的改变做调整，但其他营养素的摄入不应少于成年人。

(2) 饮食中应有适量的膳食纤维，避免便秘。

(3) 考虑到老年人牙齿缺失及对食物的嗅觉、味觉的改变，给予适当加工的多种形式的食物，适当使用汤、糊、汁形式，但要注意控制饮水量。

(4) 用餐环境应选择安静、愉悦的氛围，避免独自一人用餐。

(5) 应多进食能降血压、降血脂及补充钙质的食品。常见降血脂的食物有海带、酸奶、大蒜、洋葱、绿豆、木耳、山楂、绿茶、甲鱼、海水鱼等；降血压的食物有芹菜、胡萝卜、西红柿、黄瓜、冬瓜、苹果等。

合并糖尿病肾病时饮食的基本原则有哪些？

答：(1) 每日定时进餐，保证碳水化合物均匀分配。

(2) 尽量控制热量摄入，建议每日热量摄入量为25～30kcal/kg。

(3) 透析前提倡低蛋白饮食，建议每日蛋白质摄入量约0.8g/kg，其中优质蛋白质应占50%以上。透析后应适当提高蛋白质摄入量。

(4) 提倡低脂饮食，应不吃或少吃动物内脏、鱿鱼、墨鱼、蟹、贝壳类等。

(5) 保证每日摄入一定量膳食纤维，比如富含纤维素的谷物、水果、蔬菜、全麦食物、豆类等。

　　(6) 不建议饮酒，每日少于 5g 食盐、多运动、减肥、改变不良的生活习惯。

糖尿病患者的烹饪方法有哪些？

　　答：(1) 可有限度地使用少量糖分或改用代糖调味，但代糖不可以高温煮食，因甜味受热会降低。

　　(2) 避免进食含高糖分食物，如汽水、糖果、甜糕点及罐头水果（甜水制）等。

　　(3) 定时进食含淀粉质食物作为热量的主要来源。

　　(4) 避免进食含高胆固醇的食物，可用少量植物油煮食。

　　(5) 增加含膳食纤维丰富的食物。

如何给糖尿病肾病患者推荐膳食结构？

　　答：(1) 粮食类　200～250g。

　　(2) 蔬菜水果类　以瓜果中低磷、低钾的为主，300～400g，如冬瓜、佛手瓜、金丝瓜、黄瓜、大白菜、绿豆芽、梨、苹果等。

　　(3) 牛奶或酸奶　1 瓶（200～300mL）。

　　(4) 鸡蛋　1 个（50g）。

　　(5) 鱼或肉　100～150g。

　　(6) 黄豆或豆制品　黄豆 40g（相当于豆腐 100g），高血磷者少食。

　　(7) 调味品　油 25g，盐 3g，糖 25g。

　　(8) 每日水分摄入量＝500mL＋前一天尿量＋前一天腹膜透析净脱水量（及超滤量）。

腹膜透析患者节假日饮食应注意哪些问题？

　　答：(1) 定时、定量饮食，尽量不改变原来的饮食习惯。

　　(2) 选择少盐、含优质蛋白的菜肴。

（3）进食的主食量应充足，并注意主食中植物蛋白的含量。

（4）饮水量应按肾病饮食要求控制。

如何指导腹膜透析患者外出就餐？

答：（1）在外就餐最好以大米饭配炒菜，汤可以选择符合饮食疗法的清汤，尽量不要选择煲汤（高嘌呤、高钾）。高热量低蛋白的饮食应首选炒饭。面食应选用炒面或者拌面，带汤面食尽量不喝汤。

（2）若以西餐为主，尽量不选用牛排、烤肉、汉堡等高蛋白饮食。西餐中相对低蛋白、高热量的饮食应选择炸虾、软炸牡蛎、软炸扇贝等。色拉、牛奶或苏打水含钾量较高，油炸食品以柠檬汁做调味料比较好。

腹膜透析患者饮酒的不利影响有哪些？

答：（1）诱发糖尿病，使血糖难以控制。

（2）影响食欲，加重营养不良，加重多种维生素缺乏，加重贫血，加重高脂血症。

（3）引起酒精性肝炎、肝硬化及其他脏器损伤。

（4）饮酒会使某些药物的药效降低。

腹膜透析患者可以少量饮酒的情况有哪些？

答：（1）肝、肾功能正常，血肌酐正常。

（2）无肥胖，无高脂血症，无糖尿病，血压控制良好。

（3）无慢性肾衰竭并发症。

（4）不需要服用药物，包括免疫抑制药。

（5）只能饮用果酒、啤酒等低度酒。

腹膜透析患者吃火锅的注意事项有哪些？

答：（1）尽量选用新鲜食材，少吃火锅饺类及丸类，以避免摄取过多的盐分。

（2）可以食用肉类、海鲜和豆腐，但要控制量，避免摄入过多的蛋白质。

（3）使用优质蛋白质食物。

（4）可以多食用蔬菜。

（5）避免食用火锅的汤头，含钾、盐、嘌呤量较高。对肾功能造成影响。

腹膜透析患者吃鱼、虾类食物的注意事项有哪些？

答：鱼虾类食物，有的肾病患者自觉不吃，认为对肾不好。其实，此类食物为富含优质蛋白质（痛风患者应限制食用），适当摄入，以既满足人体代谢营养需要，又不增加肾脏负担为原则。在有过敏性疾病如过敏性紫癜、紫癜性肾炎时因怀疑异性蛋白过敏或有鱼虾过敏史者须慎用，一般是不需禁忌的。

如何指导腹膜透析患者饮水及进食蔬菜水果？

答：日常饮水以及进食蔬菜水果，为机体带来大量的水分和无机盐，多余的水盐须经肾脏代谢，肾病患者对水分的需要取决于身体水分的丢失量，后者既包括尿液中排出的水分，也包括随呼吸、汗液、粪便等丢失的水分，计算一下前日的尿量，在此基础上增加500mL就可以作为当日补水的参考量。水果、蔬菜含水量高，特别是西瓜、冬瓜、西红柿、黄瓜等，含水量可高达70%～90%。另外，水果和蔬菜还含有多种无机盐，包括钾。当患者没有少尿、血钾过高的情况时可不必限制果蔬的摄入，这有助于补充足够的钾（每日不少于2000mL为宜），24h尿量超过1500mL者，更应该酌情补充钾盐，以水果、喝蔬菜汁补钾较之药物补钾自然更受欢迎。只有出现少尿、高钾血症时要采用低钾饮食即不选含钾过多的食物，另外，在烹调时可用水煮、泡的方法去除部分钾。

腹膜透析患者进补的注意事项有哪些?

答：（1）进补需谨慎，在进补的食物中，鸡、鸭、鱼、猪、羊肉等食物会使血液中的肌酐、尿素氮升高。

（2）中药中含有一定的钾成分，可能会造成血钾升高。

（3）酒和肥肉会引起血脂升高。

（4）汤汁与盐分容易造成水钠潴留。

为何腹膜透析患者要吃粗纤维的食物?

答：粗纤维的食品种类繁多，如绿叶蔬菜、豆类、块根类、粗谷物、水果等，可以增强胃肠蠕动，软化粪便，防止便秘，避免食物残渣在体内停留时间过长而增加有毒物质的重吸收。此类食物还可以吸收胆汁酸类的胆固醇，并将其排出体外，降低胆固醇水平。适量的纤维素对人体是有益的，过量则对人体无益，因为大量的纤维素在肠内吸收一定量的矿物质，使其伴随粪便排出，引起微量元素的丢失。

如何合理补充富含纤维的食物?

答：富含纤维的食物有助于降低餐后血糖水平，防止便秘。例如绿叶蔬菜、豆类、根茎类（马铃薯、红薯、藕、芋头等）、其他杂粮（玉米、荞麦、燕麦等），但要注意兼顾水分和碳水化合物的摄入量。

咖喱、香辣等食物对肾脏是否有影响?

答：香辣料确实对盐分不足的食物有增加食欲的作用，但如果太辛辣则会对肾脏有所影响。咖喱作为风味小吃，偶尔吃倒也无妨，但应注意控制摄入量。

谷类的营养价值有哪些？

答：常见的谷类有大米、小米、小麦、高粱、荞麦等。谷类对人类的最大的贡献就是提供身体所需的能量，谷类还提供相当数量的B族维生素和矿物质，此外还有少量的膳食纤维。但谷类中蛋白质的营养价值较低，大量摄取可能对肾病患者不利。

维生素 B_1 来源于哪里？

答：维生素 B_1 是维生素中最重要的辅酶，在粮谷类、薯类、豆类、酵母、坚果类、动物内脏（心、肝、肾）、瘦肉、蛋类等都是其丰富来源。但是如果把粮食碾磨得太细，去掉了米糠、麸皮将丢失80%的维生素 B_1。多次用水搓米，煮饭去米汤，在煮粥、煮豆或蒸馒头中加碱，也会造成维生素的大量破坏。

维生素 C 的营养价值有哪些？

答：维生素C具有防止坏血病的功效，缺乏时表现为容易困倦、疲劳、牙龈出血，其主要功能是对酶系统的保护、调节、促进催化的作用，同时是一种强抗氧化剂，对心脑血管具有保护作用，维生素C在体内还协助钙、铁的吸收，以及叶酸的利用。含维生素C最多的食物是新鲜水果蔬菜：青菜、韭菜、菠菜等绿色蔬菜以及柑橘等水果。

如何做好饮食日记？

答：饮食日记对于了解目前饮食摄入情况及饮食方案的制订至关重要，完成饮食日记需要注意以下几点。

（1）尽量记录食物生重如面条、米饭和肉、菜。

（2）尽量细化到食品分类，如面、肉、菜等；而非混合物性食品，如饺子、包子等。

（3）对照我们的食物模具，熟悉食物重量及油、盐的量。

（4）最好厨房备有食品称，养成做饭前称重的习惯。

（5）饮食日记需连续记录 3 天（2 天透析日＋1 天非透析日）。

饮食搭配举例

以计算出总热能、蛋白质、脂肪、碳水化合物的食物举例，可以参考食物种类搭配与平衡原则结合蛋白质需要量进行随意搭配。

早餐

例 1：总热量为 264.81kcal，蛋白质为 5.46g，脂肪为 16.53g，碳水化合物为 23.55g。

热豆浆 120g，麦淀粉鸡蛋饼 1 两（麦淀粉 25g、鸡蛋 5g），煎泥肠 15g，花生油 10g。

例 2：总热量为 209.48kcal，蛋白质为 5.45g，脂肪为 5.4g，碳水化合物为 35.02g。

肉末碎菜粥（猪肉末 10g、碎菜 10g、大米粥 100g），金银卷（玉米面 15g、麦淀粉 15g），五香茶叶蛋 10g。

例 3：总热量为 310.91kcal，蛋白质为 7.51g，脂肪为 19.67g，碳水化合物为 20.96g。

豆腐脑 100g，炸油条 40g（油 10g），煮鸡蛋 20g，酸黄瓜少许。

例 4：总热量为 314.8kcal，蛋白质为 7.21g，脂肪为 9.04g，碳水化合物为 51.15g。

薏米红枣粥（薏苡仁 10g、大枣 10g、大米 15g），奶黄包 40g，清拌豆角（豆角 50g、香油 5g）。

例 5：总热量为 308.27kcal，蛋白质为 11.4g，脂肪为

5.37g，碳水化合物为 53.45g。

大米粥一碗（大米 20g），甜花卷 75g，咸鸭蛋 35g，拌海带丝 50g。

例 6：总热量为 272.01kcal，蛋白质为 14.8g，脂肪为 8.61g，碳水化合物为 33.83g。

豆腐脑 150g，千层饼 50g，松花蛋 50g，小酱菜 20g。

午餐

例 1：总热量为 582.74kcal，蛋白质为 12.51g，脂肪为 30.3g，碳水化合物为 65g。

红烩牛肉套餐：红烩牛肉、素菜沙拉、奶油番茄汤、面包。

红烩牛肉

用料：牛肉 20g，马铃薯 50g，番茄酱 5g，洋葱 3g，西红柿 40g，盐，油 40g，鸡精、香叶、红酒。

制作：

(1) 牛肉切块、洋葱切块、马铃薯去皮切块、西红柿去皮切块。

(2) 将牛肉块撒盐，用热油煎至上色，放入盘内。

(3) 锅内放底油，将洋葱下锅，再将番茄酱小火炒 3min，加红酒、水和牛肉，再加入西红柿、香叶、盐、鸡精一起焖熟即可。

素菜沙拉

用料：生菜 100g，西红柿 40g，黄瓜 30g，柿子椒 20g，洋葱 7g，橄榄油、盐、意大利醋。

制作：

(1) 将生菜、西红柿、黄瓜、柿子椒、洋葱洗净切块或条。

(2) 盘中放上菜再加上盐、意大利醋、橄榄油拌匀即可。

奶油番茄汤

用料：淡奶油 5g，盐、鸡粉、黄油、牛奶各 5g、面粉 10g，番茄沙司 5g，西红柿 40g，面包丁 10g，油 5g。

制作：

(1) 面包切丁，用热油稍炸备用，西红柿切丁。

(2) 锅内放黄油小火炒面粉，再加入牛奶煮开后加入淡奶油、盐、鸡粉、番茄沙司。

(3) 汤盘上放上西红柿丁，加入汤，撒上面包丁即可。

面包：50g。

例 2：总热量为 564.79kcal，蛋白质为 12.43g，脂肪为 35.39g，碳水化合物为 49.14g。

什锦炒饭套餐：什锦炒饭、素炒洋葱青椒、肉丝木耳汤。

什锦炒饭

用料：米饭 150g，鸡蛋 10g，火腿 10g，虾仁 5g，青豆 10g，油 15g，盐适量。

制作：

(1) 火腿切丁，青豆用热水煮熟。鸡蛋打开。虾仁泡水后捞出备用。

(2) 锅内放油五成熟时加入鸡蛋翻炒，下虾仁炒熟，再加入火腿、米饭翻炒，最后加入青豆和盐翻炒即可。

素炒洋葱青椒

用料：洋葱 100g，青椒 10g，油 10g，盐适量。

制作：

(1) 洋葱、青椒洗净切丝。

（2）锅内放油，油热时加入洋葱翻炒，然后再加青椒、盐翻炒即可。

肉丝木耳汤

用料：猪肉 50g，木耳（泡发）50g、盐，油各 5g，鸡粉、水淀粉、香菜少许，香油 2g。

制作：

（1）猪肉、木耳切丝。

（2）锅内放入木耳加水煮开，再加肉丝、盐、鸡粉，肉丝熟后加入水淀粉、香油、香菜即可。

例 3：总热量为 597.68kcal，蛋白质为 13.34g，脂肪为 32.48g，碳水化合物为 63g。

青豆鸡丁套餐：青豆鸡丁、五彩炒饭、蟹柳玉米羹。

青豆鸡丁

用料：青豆 5g，鸡胸肉 25g，油 10g，青椒 15g，葱 3g，水淀粉、干辣椒 3g，盐适量。

制作：

（1）鸡肉切丁上浆，青椒洗净切丁，葱切末。

（2）锅中放油小火炒青豆待熟后捞出，留余油将鸡肉丁滑熟后捞出。

（3）锅中放油加葱末和干辣椒炒香，再加入鸡肉丁和盐、水淀粉翻炒，最后加入青豆即可。

五彩炒饭

用料：洋葱 40g，青椒 15g，胡萝卜 30g，冬菇 5g，小葱 2g，米饭 50g（生米重），油 15g，盐适量。

制作：

（1）洋葱、胡萝卜、冬菇、青椒洗净切丝，小葱洗净切段。

（2）锅中放油加入洋葱、胡萝卜、冬菇翻炒再加入米饭翻炒，最后加入小葱、盐、青椒翻炒即可。

蟹柳玉米羹

用料：蟹肉棒100g，玉米50g，香油、水淀粉、盐、鸡粉、油各5g。

制作：

（1）蟹肉棒切段。

（2）锅中放入水加玉米煮熟，再加入蟹肉棒、盐、鸡粉，然后加入水淀粉，最后加入香油即可。

例4：总热量为590.6kcal，蛋白质为18.5g，脂肪为37.4g，碳水化合物为45g。

煎蛋墨鱼套餐：煎蛋墨鱼、香肠炒饭、酸辣豆腐汤。

煎蛋墨鱼

用料：墨鱼35g，油15g，味精0.5g，面粉10g，鸡蛋20g，盐适量。

制作：

（1）鸡蛋打开，打散成蛋液；墨鱼切片，撒盐、味精，沾面粉和鸡蛋液。

（2）锅中放油五成热时放墨鱼，煎熟即可。

香肠炒饭

用料：香肠50g，蘑菇50g，鸡蛋20g，盐、味精0.5g，酱油、油10g，米饭130g（即生米50g），青豆3g。

制作：

（1）香肠、蘑菇切丁，鸡蛋打散成蛋液。

（2）锅中放油加入鸡蛋液炒，再加入香肠、蘑菇、青豆翻炒，然后加入米饭、盐、味精、酱油翻炒出锅即可。

酸辣豆腐汤

用料：豆腐100g，木耳50g，白胡椒粉、醋、鸡粉、盐、水淀粉、香油各1g，香菜5g，鸡蛋10g，油5g。

制作：

（1）豆腐、木耳切条，香菜切末，鸡蛋打散成蛋液。

（2）锅中放入水，加入木耳、豆腐煮开，再加入盐、鸡粉、水淀粉，最后加入醋、白胡椒粉、鸡蛋液、香油、香菜末即可。

例5：总热量为589.3kcal，蛋白质为17.9g，脂肪为39.3g，碳水化合物为41g。

鸡丝炒茭白套餐：鸡丝炒茭白、炒木耳菜、黄瓜西红柿汤、烙饼。

鸡丝炒茭白

用料：鸡肉30g，茭白50g，油13g，盐、味精0.5g，水淀粉适量。

制作：

（1）鸡肉切丝上浆，茭白洗净去皮切片。

（2）锅中放油加入鸡肉丝炒，再加入茭白翻炒，然后加入盐、味精翻炒熟，加入少许水淀粉炒熟即可。

炒木耳菜

用料：木耳菜50g，大蒜3g，油13g，盐、味精0.5g。

制作：

（1）木耳菜洗净切段，蒜切末。

（2）锅中放入油，加入木耳菜翻炒，再加入蒜末、盐、味精，快速翻炒出锅即可。

黄瓜西红柿汤

用料：黄瓜 30g，西红柿 100g，鸡蛋 30g，盐、鸡粉、香油 5g，水淀粉适量。

制作：

（1）黄瓜、西红柿洗净切片，鸡蛋打散成蛋液。

（2）锅中放入水、黄瓜、西红柿煮开，加入盐、鸡粉调味，然后加入水淀粉、鸡蛋液、香油出锅即可。

烙饼：可以自己做，亦可买现成的。大小约为面粉 50g 做出的。

例 6：总热量为 639.16kcal，蛋白质为 20.14g，脂肪为 32g，碳水化合物为 67.65g。

清蒸鳜鱼套餐：清蒸鳜鱼、清炒西兰花、鸡蓉玉米汤、米饭。

清蒸鳜鱼

用料：活鳜鱼 30g，油 10g，味精 0.5g，葱 3g，姜、料酒、红椒 20g，盐、香菜、白胡椒粉、酱油各 3g，香油 2g。

制作：

（1）将鳜鱼收拾干净，鱼身两侧斜刀剪一字，用料酒、盐、白胡椒粉、味精腌匀，蒸熟后浇入酱油。

（2）葱、姜、红椒切丝，香菜切段撒在鱼身上。

（3）锅中放油和香油烧热，浇在鱼身上即可。

清炒西兰花

用料：西兰花 60g，油 10g，盐、味精 0.5g，水淀粉、香油 2g，葱 3g。

制作：

（1）西兰花洗净用开水稍烫备用，葱切末。

（2）锅中放入油加入葱末炝锅，再加西兰花、盐、味精翻炒，最后加入水淀粉、香油出锅即可。

鸡蓉玉米汤

用料：鸡蛋 25g，鸡肉 15g，玉米粒 15g，盐、鸡粉、香油、水淀粉各适量。

制作：

（1）鸡肉切末，鸡蛋打散成蛋液。

（2）锅中放入水煮玉米粒，再加入鸡肉末，稍煮，再加入盐、鸡粉、水淀粉，然后加入鸡蛋液、香油即可。

米饭：大米 75g 煮成的。

例 7：总热量为 940.4kcal，蛋白质为 24.3g，脂肪为 39.6g，碳水化合物为 121.7g。

清炖鸡块大白菜套餐：清炖鸡块大白菜、西红柿马铃薯片、白菜粉丝汤、米饭。

清炖鸡块大白菜

用料：鲜嫩鸡肉 1 只（约 60g），大白菜 100g，葱 3g，姜、精盐、味精 0.5g，高汤 1000mL。

制作：

（1）将鸡肉收拾干净，切成块，放入开水锅中稍煮，捞出；葱、姜切片；大白菜洗净切块。

（2）将鸡肉块、姜片、葱片放入锅中，加入高汤，大火烧开后放入精盐、味精，转入小火慢煮，待鸡块熟时，加入大白菜，直到白菜、鸡块软烂入味即可。

西红柿马铃薯片

用料：西红柿 100g，马铃薯 100g，植物油 10g，糖 10g，葱 2g，姜、精盐、味精 0.5g。

制作：

(1) 将西红柿洗净切片，马铃薯去皮洗净，切片，葱、姜切末。

(2) 锅内放油烧热，加入葱、姜炝锅，倒入马铃薯片翻炒，加入适量的水稍煮，待马铃薯片炒透，加入西红柿、盐精、味精、糖翻炒出锅即可。

白菜粉丝汤

用料：白菜 30g，粉丝 20g，鸡粉、盐、香菜少许，香油 5g。

制作：

(1) 白菜心洗净切丝，香菜切末，粉丝用开水烫备用。

(2) 锅中放入水加入白菜丝煮开，再加入粉丝稍煮加入鸡粉、盐、香菜、香油即可。

米饭：220g。

晚餐

例 1：总热量为 425.06kcal，蛋白质为 9.86g，脂肪为 15.38g，碳水化合物为 61.8g。

烤鸡翅套餐：烤鸡翅、马铃薯鸡蛋沙拉、面包片。

烤鸡翅

用料：鸡翅 20g，油 10g，洋葱 30g，胡萝卜 30g，芹菜、盐、香料少许。

制作：

(1) 洋葱、胡萝卜、芹菜洗净切块。

(2) 盘中鸡翅加入少许盐、香料、洋葱、胡萝卜、芹菜一起腌 20min。

(3) 烤盘加入少许油，把鸡翅和菜一起进烤箱，10min 观察一下，烤熟即可。

马铃薯鸡蛋沙拉

用料：马铃薯50g，鸡蛋30g，沙拉酱5g。

制作：

(1) 马铃薯洗净煮熟切丁，鸡蛋煮熟去皮切片。

(2) 盘中放上马铃薯丁、熟鸡蛋加入沙拉酱拌匀即可。

例2：总热量为540.14kcal，蛋白质为12.01g，脂肪为25.82g，碳水化合物为64.93g。

番茄鱼片套餐：番茄鱼片、白菜烩丸子、花卷。

番茄鱼片

用料：鱼肉25g，番茄酱20g，面粉20g，油20g，盐、糖、水淀粉、大葱各适量。

制作：

(1) 鱼肉切片沾面粉，大葱切末。

(2) 锅内放油，把鱼肉煎熟后捞出。

(3) 锅内余油加热葱末和番茄酱，煸炒加入盐、糖，再加入少许水淀粉，下鱼肉片，翻炒出锅即可。

白菜烩丸子

用料：白菜100g，丸子30g，香油3g，盐、鸡粉、香菜少许。

制作：

(1) 白菜洗净切块，香菜切末。

(2) 锅中放入清水下白菜和丸子，水开加入盐、鸡粉、香油、香菜即可。花卷1个。

例3：总热量为497.09kcal，蛋白质为19.03g，脂肪为20.01g，碳水化合物为60.22g。

草菇明虾球套餐：草菇明虾球、素炒时蔬、叉烧包。

草菇明虾球

用料：草菇 100g，明虾 30g，盐、油 10g，淀粉、鸡粉各适量。

制作：

(1) 明虾切开，去虾线后上浆，草菇切半。

(2) 锅中放油，加入明虾球翻炒，再加入草菇，最后加入盐、鸡粉、水淀粉出锅即可。

素炒时蔬

用料：胡萝卜 100g，红椒、青椒各 50g，盐、油 5g，鸡粉、葱各适量。

制作：

(1) 胡萝卜切条，红椒、青椒切条，葱切末。

(2) 锅中放油加入葱末炒香，再加入胡萝卜、红椒、青椒条翻炒，加入盐、鸡粉出锅即可。

叉烧包：可以买现成的（叉烧肉 30g，面粉 50g）。

例 4：总热量为 516.55kcal，蛋白质为 18.41g，脂肪为 18.31g，碳水化合物为 69.53g。

肉片炒芹菜套餐：肉片烧芹菜、素烧冬瓜、米饭。

肉片炒芹菜

用料：猪肉 30g，芹菜 150g，油 10g，盐、味精、水淀粉、葱各适量。

制作：

(1) 猪肉切丝上浆，芹菜洗净切条，葱切末。

(2) 锅中放入水烧开稍烫芹菜条、捞出。

(3) 锅中放油加入葱炝锅，再加入肉丝翻炒，然后再加入芹菜、盐、味精快速翻炒，再加入水淀粉炒熟即可。

素烧冬瓜

用料：冬瓜150g，海米10g，盐、味精、油、葱各适量。

制作：

（1）冬瓜去皮切块，葱切末。

（2）海米用开水稍烫备用，冬瓜用开水稍烫捞出。

（3）锅中放油，葱末炝锅，加入冬瓜块，再加入海米翻炒，最后加入盐、味精翻炒出锅即可。米饭：大米75g（生重）。

例5：总热量为441.79kcal，蛋白质为21.68g，脂肪为13.87g，碳水化合物为57.56g。

清蒸鲈鱼套餐：清蒸鲈鱼、腰果苦瓜、米饭。

清蒸鲈鱼

用料：鲜鲈鱼40g，火腿5g，香菇20g，玉米片20g，食盐、料酒、葱、姜、味精各适量。

制作：

（1）将鲈鱼洗净，切成块，放入开水中烫一下，捞出，过凉水。

（2）将鱼块放盘中，加入料酒、食盐、味精、葱、姜和少量的水，并将香菇、火腿、玉米片铺在于面上，置锅中蒸约半小时（取出葱、姜）。

腰果苦瓜

用料：苦瓜150g，腰果15g，香油、盐、味精各适量。

制作：

（1）将苦瓜洗净，切成菱形片，放入开水锅中，稍烫，捞出沥干。

（2）将腰果同香油炸至浅黄色捞出。

（3）将苦瓜与盐精、味精、香油拌匀，撒上腰果即可。

米饭：大米50g（生重）。

例6：总热量为525.5kcal，蛋白质为24.48g，脂肪为12.54g，碳水化合物为78.68g。

红烧牛肉胡萝卜套餐：红烧牛肉胡萝卜、尖椒马铃薯丝、米饭。

红烧牛肉胡萝卜

用料：鲜牛肉75g，胡萝卜100g，酱油、植物油、葱、姜、精盐、八角茴香各适量。

制作：

（1）牛肉洗净，切成小块，用开水去下血污，捞出控水，葱切段，姜切片。

（2）锅置火上加油，爆香葱、姜，烹入酱油加八角茴香，加水适量烧开，放入牛肉块，大火烧开后，转小火慢煮待牛肉熟透后加入盐精和胡萝卜，盛盘时去掉八角茴香、葱和姜即可。

尖椒马铃薯丝

用料：马铃薯100g，尖椒50g，植物油5g，花椒、葱、醋、盐、味精各适量。

制作：

（1）马铃薯去皮切丝，用开水烫一下，捞出控水，尖椒切丝。

（2）将植物油烧热将花椒炸黄捞出，随即下入葱花、马铃薯丝、尖椒丝快速翻炒，炒熟后下入少许醋、盐、味精出锅即可。

米饭：大米生重50g。

例 7：总热量为 607.2kcal，蛋白质为 24.35g，脂肪为 23.84g，碳水化合物为 73.81g。

奶汁烩鸡丝套餐：奶汁烩鸡丝、清拌豆角、米饭

奶汁烩鸡丝

用料：鸡胸肉 60g，青红椒各 100g，油 5g，盐 0.5g，胡椒粉 0.2g，黄油 5g，面粉 10g，牛奶 40g，奶油 10g。

制作：

(1) 将去皮的鸡胸肉和青红椒切丝，撒盐、胡椒粉，用油炒熟待用。

(2) 锅中加入黄油烧至三成熟，加面粉炒 1min 再加牛奶、奶油和青椒丝，再加入鸡丝翻炒均匀即可。

清拌豆角

用料：扁豆 250g，香油 5g，白糖、盐、味精各适量。

制作：

(1) 将扁豆去筋洗净，放开水中烫熟，捞出再放入凉水中漂净，捞出沥干，切成寸段。

(2) 将扁豆放入盘中，再加入白糖、味精、盐精、香油拌匀即可。

米饭：大米 50g。

第八章

腹膜透析患者运动管理

什么是有氧运动？

答：有氧运动是机体与外界环境进行气体交换的过程中，氧气的供给与需求处于平衡的一种状态，以有氧代谢占主导地位，以中等或小强度运动为主的一种状态，它是一个与无氧运动相对应的概念。

有氧运动的特点是什么？

答：有氧运动可改善有氧供能系统效率及心肺耐力的运动，其运动时间较长（15min 以上），运动强度在中等或中上的程度（使最大心率值达到 60%～80%）。

有氧运动的益处有哪些？

答：（1）可以增加肝释放和肌肉摄取葡萄糖，提高肝脏、骨骼肌细胞和脂肪组织对胰岛素作用的敏感性及胰岛素对受体的亲和力，改善胰岛素抵抗。

（2）提高外周骨骼肌对氧的摄取能力，增强骨骼肌的氧利用率，提高肌纤维收缩效率，相对减少能量消耗，使动脉血管弹性提高，血运能力加强。

（3）运动能改善情绪，增强自信心，以乐观、积极的态度面对疾病，心理适应能力强。

如何提高心率测量的准确性？

答：（1）必须人体对运动产生反应达到稳态后进行，也就是检测时间在运动 3～5min 后进行。

（2）必须在暂停运动的瞬间进行，即在停止运动后的 10s 的脉率，该数值证明与运动中的心率基本一致。但是需要排除一些心脏疾病（如病窦综合征）或服用某些药物（如 β 受体阻滞药）常常限制了心率对运动的反应性。

什么是最大心率？

答：进行运动时，随着运动量的增加，耗氧量和心率也随之增加，在达到身体所能承受最大负荷强度时，耗氧量和心率不能继续增加时，此时心率为最大心率。简单理解，即用尽全力到精疲力竭时的最大心率，常可以用 220－年龄来估计。

什么是最大耗氧量？

答：大多数运动都需要氧气的参与，即便不是直接参与，运动后也要消耗氧气，运动时消耗的氧气随运动强度的增大而增加，一般运动强度越大，消耗的氧气也越多，最大运动量时消耗的氧气称为最大氧耗量。这个数值往往能够非常准确地反映出患者运动时的心血管状态和有氧耐力。

运动包括哪些类型？

答：分为有氧运动和抗阻运动。有氧运动为大肌肉群重复、动态、有节奏的运动，比如跑步、骑单车等，可改善心肺功能。抗阻运动为对抗外部阻力的运动，比如提举重物、移动身体等。

如何衡量活动强度？

答：身体活动常以强度分类，以绝对或相对尺度来度量，最常用的分类方法是，以代谢当量（MET）为单位的能量消耗，1个代谢当量指静息状态的能量消耗量，或氧耗量。按照这种分类方法，轻度活动指能量消耗小于 4MET（或老年人小于 3MET），中度活动指能量消耗为 4～6MET（或老年人 3～6MET），剧烈活动指能量消耗大于 6MET。另外一种分类方法为 Borg RPE 度量法，分值从 6～20，对应无需费力到最大费力。中度活动定义为自觉用力程度为 11～13，剧烈活动为自觉用力达 14 以上。

如何简单确定腹膜透析患者运动强度？

答：运动强度为运动时最大心率达到 170－年龄，每日 1 次，每次 20～30min。运动后心率在休息 5～10min 内恢复运动前水平。每次运动后感觉良好，精神、睡眠均佳，若出现相反情况应暂停锻炼，做进一步检查，待情况好转再进行锻炼。

中度身体活动包括哪些？

答：中度身体活动包括快步走、跳舞、骑自行车、骑马、划独木舟、瑜伽等，竞技类运动可选择排球、羽毛球、网球、滑雪等，亦可依靠日常家务，如擦地板、擦窗、吸尘。

重度身体活动包括哪些？

答：重度身体活动包括慢跑或跑步、快速骑自行车、有氧舞蹈、武术、游泳、爬山等，竞技类运动可选择足球、篮球等，而像搬重物等重体力劳动也属于重度身体活动。

为什么腹膜透析患者需要增加身体活动？

答：有研究表明，维持性透析的终末期肾病患者极端缺乏运动，身体活动缺乏与维持性透析患者肌肉丢失、身体功能下降、高病死率相关。有氧运动和抗阻运动训练干预可有效改善透析患者的自我感受功能，同时增加肌肉容量和力量。除此之外，运动还可以改善其它慢性病，包括高血压、血脂异常、糖尿病、冠心病等。

腹膜透析患者参加运动的益处有哪些？

答：运动对任何人都是有利，对于透析患者来说更是如此，适度运动可以通过神经肌肉控制、平衡和肌肉力量增长带来对损伤的保护作用，避免肌肉萎缩和关节僵硬，同时有助于保持愉快心情、改善精力、增加体力、改善血压控制、控制体重、改善血糖控制、改善血脂。

腹膜透析患者身体锻炼的目标是什么？

答：每次最多30min的中等强度活动，如果不能每天进行，则应安排每周尽可能多的天数进行锻炼。当前还没有进行身体活动的患者应从非常低的水平和较短的持续时间开始，并逐渐开展推荐水平的活动。

如何指导腹膜透析患者选择运动方式？

答：运动方式根据患者的年龄、兴趣、血压水平选择运动项目，如散步、骑自行车、太极拳、交谊舞，避免竞技性和力量型运动，同时避免增加腹腔压力的运动如跳跃、跑步。

如何安排腹膜透析患者运动时间？

答：运动时间安排在早餐后或晚餐后，以餐后60min开始运动最适宜。

腹膜透析患者运动疗法的并发症有哪些？

答：运动有可能增加潜在风险，尤其在那些身体功能普遍较差、心血管事件风险较高的慢性肾病人群。风险主要包括以下几种。

(1) 骨骼肌肉损伤　剧烈运动可能增加运动相关损伤，合并甲状旁腺功能亢进和肾性骨病，骨骼肌肉损伤风险增加，骨折和肌腱断裂风险更高。

(2) 心血管事件　对于久坐不动突然开始剧烈运动者，规律运动者发生运动相关猝死风险较低。

(3) 其他　头痛、腹痛、全身乏力等多种自觉症状。

如何减小腹膜透析患者运动风险？

答：(1)严格筛选。排除禁忌证，如近期心肌梗死、不稳定型心绞痛、难以控制的心律失常、急性心力衰竭、高血压、无法行走或步态不稳。

(2)选择舒适、稳定的运动装备。

(3)运动应从低强度和低持续时间开始，根据自觉用力程度循序渐进，运动前后充分进行伸展运动和热身，避免剧烈运动

(4)定期进行严密的评估。

腹膜透析治疗后患者外出旅游的注意事项有哪些？

答：外出旅游前，应做好下列准备。

(1)确保旅游期间携带足够的药物 这些药品包括降磷药、降压药、维生素、促红细胞生成素，此外还应带些抗生素和肝素以防外出时需要治疗腹膜炎。有些药物需要低温携带，如促红细胞生成素。

(2)如果准备出国旅游，或去疫区旅游，根据旅行的目的地接受疫苗接种以预防那些地区流行的疾病。

(3)向腹膜透析中心医护人员咨询外出旅游时做腹膜透析液交换的注意事项。

糖尿病腹膜透析患者外出旅游的注意事项有哪些？

答：糖尿病透析外出旅游前除应做好腹膜透析患者外出常规准备外，还应注意以下事项。

(1)在腹膜透析中心接受一次健康评估，包括身体一般状况、血糖控制情况以及合并症情况，以确定是否可以外出旅游。

(2)带足胰岛素、注射器、针头及血糖测试试纸，并且将这些分装在两个不同的行李中。一个行李可让家属或朋友携带，另一个在任何时候都必须自身携带。

（3）随身携带点心如饼干、巧克力或糖果，以备不时之需。

（4）注意高、低血糖的发生，旅行在外就餐时，糖尿病患者应当慎重地、明智地选择菜肴。

透析以后可以有性生活吗？

答：半数以上的肾衰竭患者有性生活困难的问题，因为肾衰竭会使人的性欲发生改变。男性患者阳痿和阴茎勃起功能障碍很常见，这是由于药物、贫血和毒素蓄留所致。透析者身体的改变也可影响患者及配偶的性兴趣，如皮肤苍白、淡黄、干燥，体重会因为液体丢失或储留而变化，呼吸会因代谢废物在体内的积聚而有异味等。此外，情感问题，如抑郁、恐惧也会影响性功能。透析以后，性功能大部分可恢复，但透析操作、药物治疗、经济负担、疲劳、精神压抑等仍可影响患者的性兴趣。透析者由于害怕性生活会影响腹膜透析管或腹膜透析而出现不敢有性生活，但是很多问题是可以解决的，透析者也可以拥有健康的性生活。

第九章

腹膜透析患者心理护理

为什么终末期肾病患者会出现心理问题？

答：终末期肾病患者多受到社会心理方面的影响，来自自身的因素包括疾病和治疗结果、身体功能障碍、性功能不全、饮食限制、时间受约束以及对死亡的恐惧感等，另外，婚姻问题、与家庭成员、上级领导和医护之间紧张关系、治疗费用高昂、对失业的担忧也可加重心理负担。

如何应对腹膜透析过程中患者遇到的心理问题？

答：当终末期肾病患者遇到心理问题时，医务人员应做如下指导。应主动寻求帮助，重视心理健康非常必要。心理健康问题能够通过调节自身情绪和行为、寻求情感交流和心理援助等方法解决。采取乐观、开朗、豁达的生活态度，把目标定在自己力所能及的范围内，对社会和他人的期望值，建立良好的人际关系，培养健康的生活习惯和兴趣爱好，积极参加社会活动等，均有助于保持和促进心理健康。如果怀疑有明显心理行为问题或精神疾病，要及早去精神专科医院或综合医院的心理科或精神科咨询、检查和治疗。精神疾病是可以预防和治疗的。被确诊患有精神疾病者，应及时接受正规治疗，遵照医嘱全程、不间断、按时按量服药。积极向医生反馈治疗情况，主动执行治疗方案。通过规范治疗，多数患者病情可以得到控制，减少对正常生活的不良影响。

如何判断终末期肾病患者存在抑郁症？

答：如果出现以下情况，并且情绪低落、对日常活动失去兴趣时间超过 2 周者，应考虑存在抑郁症。

（1）一天大部分时间情绪低落。

（2）一天中对大部分活动失去兴趣。

（3）体重明显下降、食欲减退。

（4）睡眠节律改变，失眠或嗜睡。

（5）疲劳感严重。

（6）感觉无生存的意义，过度自责。

（7）注意力下降。

（8）反复产生死亡和自杀的想法。

以上情况，应注意排除因终末期肾病本身导致的精神异常，最后一条可能更具有诊断的特异性。

诊断还可以通过抑郁问卷和汉密尔顿抑郁量表协助诊断。

为什么终末期肾病患者会出现自杀的念头？

答：终末期肾病较其他慢性疾病者有更高的自杀率。其中高危因素包括：精神疾病史，近期住院，年龄大于75岁，男性，酒精或药物依赖史者。应注意的是，终末期肾病患者自杀的途径有可能通过抵制药物或透析治疗，以及破坏透析通路。

如何治疗终末期肾病患者的抑郁症？

答：包括药物疗法、精神疗法和电休克疗法。可选择的药物包括选择性5-羟色胺再摄取抑制剂和三环类抗抑郁药物。某些形式的精神疗法可能对心理压力有效，比如认知-行为疗法、人际治疗、支持疗法和团队疗法。电休克疗法可能对严重难治性抑郁有效。

如何认识终末期肾病患者的性功能障碍？

答：终末期肾病患者性功能障碍发生率高。可能与终末期肾病毒素、神经病变、自主功能障碍、血管疾病、抑郁症和药物等因素有关。终末期肾病时男性血清睾酮水平下降，同时生殖上皮细胞也受到影响，精液量减少，精子数量和活性下降，对女性而言，血雌二醇水平大多正常，但月经中期引起黄体生成素和尿促卵泡素急剧升高的雌激素对下丘脑的正反馈消失。男性性功能障碍包括性欲减退、勃起功能障碍，而女性常见表现为生育功能障碍和月经紊乱。

第十章

腹膜透析中心的护理管理

一、 国家卫生和计划生育委员会关于腹膜透析室（中心）的功能和建立条件

腹膜透析室(中心)具备的功能有哪些？

答：腹膜透析室（中心）是医疗单位开展腹膜透析的场所，主要用于患者腹膜透析导管置入、腹膜透析治疗以及培训和宣教、随访。

腹膜透析室的规章制度有哪些？

答：包括医院感染控制及消毒隔离制度、物品的管理制度、医疗文书管理制度、医务人员管理制度等。

开展腹膜透析必须具备的辅助条件有哪些？

答：必须具备血常规、血生化、体液细胞计数、微生物检测和培养、X线片等基本实验室检验与辅助检查条件。

国家卫生和计划生育委员会关于腹膜透析室（中心）的资格认证标准有哪些？

答：（1）开展腹膜透析治疗的医疗单位必须是经过县级或县级以上卫生行政部门批准的医疗机构，并接受该级卫生行政部门的检查和校验。

（2）新建腹膜透析室（中心）应向县级或县级以上卫生行政部门提出申请，由该级卫生行政部门检查验收、确认满足建立标准并经审批之后方可开业。

（3）拟建立腹膜透析培训中心的医疗单位应经省或直辖市级卫生行政部门认可的专家委员会审核，合格后方可建立。

如何划分腹膜透析中心必须具备的各种功能区？

答：腹膜透析室（中心）应该合理布局，功能分区明确，并

达到医院感染控制标准。必须具备接诊区、培训区、操作治疗区、储藏区、污物处理区和医护人员办公区。符合设置条件的中心可以设置手术室。

功能区中医护办公室必须具备的用物有哪些?

答:办公区为医护人员处理日常医疗文书,以及讨论医疗问题和业务学习的区域,必须配备电脑和网络设备,并安装有腹膜透析管理数据库,能够进行网络直报。

功能区中腹膜透析治疗室必须具备的用物有哪些?

答:操作治疗区是用于腹膜透析患者换液、标本采集以及各种护理的区域。应配备恒温箱、电子秤(称量透析液用)、体重秤、输液架(悬挂腹膜透析液)、挂钟、血压计、诊疗床、治疗车、洗手设备、紫外线消毒灯(机)、有盖式污物桶以及供氧装置、吸引器、抢救车。

功能区中接诊室必须具备的用物有哪些?

答:接诊区为接待腹膜透析患者的区域。医师为患者确定腹膜透析处方,开具医嘱的区域,并配备电脑、血压计、体重秤等基本医疗设施。

功能区中培训室必须具备的用物有哪些?

答:培训区为患者培训和宣教的区域。必须配备电脑等多媒体设备,以及教学挂图、教具等培训设施。

腹膜透析操作治疗室必须符合的条件有哪些?

答:(1)操作治疗区应保持安静,光线充足。环境标准应达到以下要求。

①细菌菌落总数：空气≤500cfu/m³，物体表面≤10cfu/cm²，医护人员手≤10cfu/cm²。②不得检出乙型溶血性链球菌、金黄色葡萄球菌及其他致病性微生物，在可疑污染情况下立即进行相应指标的检测。

（2）应当按照《医院感染管理办法》，严格执行医疗器械、器具的消毒工作技术规范。

腹膜透析专科护士的职责有哪些？

答：腹膜透析室（中心）护士由专职护士和负责护师组成。

（1）专职护士

① 应持有护士资格证书和执业证书，经过系统腹膜透析理论和临床培训3个月以上。

② 能够准确对患者进行护理评估，了解腹膜透析处方的设定和调整。

③ 熟悉腹膜透析常见并发症的护理。

④ 能够对患者进行腹膜透析操作培训及宣教。

⑤ 保管整理好腹透相关物品及资料。

⑥ 沟通协调，参与门诊随访工作、质量讨论、科研、家访等工作。

（2）负责护师

① 符合腹膜透析专职护士的要求。

② 具备护师以上专业技术职称，具备较丰富的腹膜透析护理经验和管理能力。

③ 能指导下级护士完成对腹膜透析各种相关并发症的护理。

④ 对资料数据进行分析整理，进行每月腹透质量汇报。

腹膜透析专科医师、护士、患者的合理比例分别是多少？

答：开展腹膜透析的单位须配备腹膜透析专职医师和专职护士。按照腹膜透析标准操作规程规定：腹膜透析室（中心）门诊随访患者在 20～30 例以上要求配备 1 名腹膜透析专职医师和 1 名专职护士，每增加 50 例患者需增加专职护士 1 名。每增加 80 例患者需增加专职医师 1 名。另应根据腹膜透析住院患者的数量酌情增加专职医师与护士人数。

二、 腹膜透析室（中心）病历管理及随访制度管理规程

腹膜透析患者的门诊随访病历的内容有哪些？

答：腹膜透析病历内容包括腹膜透析病历首页、术前评估、手术记录、腹膜透析导管出口情况、腹膜透析处方执行调整情况、腹膜透析随访（电话）记录、腹膜透析家访记录，实验室辅助检查、用药情况及腹膜平衡试验、透析充分性和残余肾功能记录、营养状况评估（SGA）、生活质量评估、腹膜炎记录、各种问卷，培训考核记录及腹膜透析操作考核培训等内容。

如何收集及保存腹膜透析患者的资料？

答：依据国家腹膜透析标准操作规程对腹膜透析患者的资料做如下收集和保存。

（1）腹膜透析室（中心）应使用本标准操作规程（SOP）中制定的病历，由腹膜透析医师和护士共同负责病历书写、保存与管理工作。腹膜透析病历记录应及时、正确、全面、连续，不得泄露患者隐私。严禁任何人涂改、伪造、隐匿、销毁病历。腹膜透析室（中心）应定期检查腹膜透析病历记录情况。

（2）腹膜透析室（中心）必须对腹膜透析病历信息进行网络登记，将患者基本信息和随访情况及时录入国家卫生部全国腹膜透析网络登记系统。

（3）除涉及对患者实施医疗活动的医务人员及医疗服务质量监控人员外，其他任何机构和个人不得擅自查阅患者的病历。因科研、教学需要查阅病历的，需经腹膜透析室（中心）或相关责

任人同意后查阅，阅后应当立即归还。

（4）腹膜透析病历因医疗活动或复印等需要带离病区时，应当由腹膜透析室（中心）指定专门人员负责携带和保管。

腹膜透析患者的随访方式有哪些？

答：腹膜透析患者的随访方式包括电话随访、家庭访视、门诊面对面随访、住院随访等形式。

如何确定患者随访的频率？

答：随访频率应根据患者病情和治疗需要而定，新入腹膜透析患者出院后可2周至1个月回院完成首次随访；病情稳定患者每1～3个月随访1次（包括电话随访），病情不稳定患者随时住院治疗或家访，实行分级管理。

如何确定腹膜透析患者分级标准？

答：（1）重症患者　再住院患者；1周内出现合并症，如心力衰竭、腹膜炎、外口炎症、上呼吸道感染、肺炎等；体重在一周内增高或下降超过2kg；出院两周内；近一周内电解质紊乱，如高钾血症、低钾血症、高钙血症等。

（2）高危患者　重症患者病情稳定一周；出院3个月内；反复或持续血容量超负荷，但是无心力衰竭症状；长期血糖控制不好，连续3个月血糖控制不佳；长期高血压，连续3个月血压增高；夜间空腹同时伴有透析不充分的表现；家庭支持差；使用各种特殊药物，如激素、抗凝药；自我照顾能力低下，如行动不便、盲人以及姑息治疗、患终末期癌症。

（3）平稳患者　长期坚持随访，透析充分患者。

如何确定腹膜透析患者分级护理标准？

答：（1）一级护理（重症患者为一级护理）　每1～3天电话随

访患者 1 次，随时门诊随访；在常规教育基础上，实施个体化，有针对性健康教育，必要时家访；制定个性化护理计划，必要时集体讨论制定护理方案；每周至少 1 次在交班时汇报患者病情，并听取处理意见。一级护理患者病情稳定一周后转为二级护理。

（2）二级护理（高危患者为二级护理）　每 2～4 周随访 1 次；在常规教育基础上，以群体教育为主，对于不能参加群体教育的患者，可以采取个体教育，必要时家访。

患者病情稳定 1～3 个月后转入三级护理。

（3）三级护理　至少每月随访 1 次，包括门诊随访和电话随访；以常规健康教育为主（如通过书籍、录像、音像资料等），鼓励患者参加群体活动；鼓励患者现身说法，并参与其他患者的教育，给予其作为榜样的机会。

三、 腹膜透析中心护理质量控制

如何计算腹膜炎发生率？

答：年腹膜炎发生率（1 次/患者月）＝腹膜炎发生次数/该年度患者透析月总数。举例：共 3 例患者（1 例为全年存活患者，1 例 5 月初的患者，1 例 10 月底退出的患者，共发生 2 次腹膜炎），年腹膜炎发生率为 2/（12＋8＋10）＝1/15 患者月，年腹膜炎发生率为 12/15＝0.8 次/年。

什么是腹膜透析患者技术生存率？

答：腹膜透析患者技术生存率是指患者进行腹膜透析治疗的时间，是以转为其他肾病替代治疗方式（如肾移植或血液透析），或是患者死亡作为终点，结束腹膜透析。

什么是腹膜透析患者住院率？

答：腹膜透析患者住院率是指单位时间内腹膜透析患者住院

人数占同期腹膜透析患者总人数的百分比。

定期的常用护理质量评估报表有哪些?

答:定期的常用护理质量评估报表有门诊随访率、出口处感染率、腹膜炎发生率、住院率、生存率及其他并发症发生率等。

腹膜透析中心护理操作常规有哪些?

答:(1) 一般操作规范 手卫生,标本收集。

(2) 腹膜透析标准操作规范 出口处护理、腹膜透析换液、自动化腹膜透析(APD)、腹膜透析平衡试验(PET)、腹膜透析充分性试验、腹腔内给药、连接短管更换、透析液加热等。

(3) 腹透的并发症处理规范 腹膜透析液导管流入和流出梗阻、导管感染、腹膜炎、胸腔积液等。

护理规章制度有哪些?

答:各种操作规程、消毒工作技术规范、患者随访制度、查房制度、物品及病历管理制度、岗位责任制度。

第十一章

各项操作流程

一、 持续非卧床腹膜透析换液（CAPD）

（一）目的

（1）替代肾脏治疗。

（2）清除体内的代谢产物、毒素和水。

（二）操作方法

项目	实施要点	分值/分	得分/分	备注
操作准备（10分）	（1）护士准备　衣帽整洁、修剪指甲、常规六步法洗手、戴口罩	5		
	（2）用物准备　治疗车、加热37℃的腹膜透析液1袋、碘伏帽1个、出口管夹2个、速干手消毒液、输液架、电子秤、口罩2个	5		
评估患者（10分）	（1）评估患者意识状况、既往病史、生命体征、有无水肿、有无腹膜透析禁忌证	5		
	（2）评估透析出口处和伤口的情况			
	（3）观察患者腹膜透析液灌入和透出是否流畅、透出液有无絮状物及浑浊	5		

续表

项目	实施要点	分值/分	得分/分	备注
操作要点（60分）	(1)备齐用物,准备操作环境(清洁、安静、舒适、光线充足）。护士洗手,戴口罩,为患者戴好口罩	5		
	(2)先检查透析液温度、有效期、浓度、容量、外包装有无渗漏后打开透析液外包装	5		
	(3)悬挂透析液,挤压腹膜透析液再次确认有无渗漏,同时对光检查透析液有无浑浊、杂质,检查绿色折头是否完好、接口拉环是否松动、管路里面是否有腹膜透析液、废液袋是否完好无损	5		
	(4)确认透析短管上的旋钮已关紧,将透析短管与透析液管路对接。打开透析短管开关,引流腹腔内液体,结束后关闭短管开关	15		
	(5)将透析液袋口的绿色折头折断,将管路里面空气排入废液袋,排气时慢数5下,然后用出口管夹夹闭出液管路。再次确认入液管路无气泡、无破损	5		
	(6)打开透析短管开关,入液,结束后关闭透析短管开关,同时用出口管夹夹闭入液管路	5		
	(7)检查碘伏帽外包装有无破损、有效期,沿外包装箭头方向打开,将短管和双联系统分离,将短管朝下,取出碘伏帽,检查碘伏帽外包装是密合性,确认帽盖内海绵碘伏浸润充分;旋拧至完全密合	5		
	(8)固定短管,将透析短管放入腰包中	5		
	(9)整理用物,观察透出液的性状,测量计算超滤量并做记录。排放废液,弃置液袋	10		

续表

项目	实施要点	分值/分	得分/分	备注
指导患者(20分)	(1)正确固定腹膜透析导管的方法,避免牵拉短管 (2)保持大便通畅 (3)正确准备居家腹透环境,掌握洗手方法 (4)指导患者透析中常见问题处理技巧 (5)分离和连接管路时必须严格无菌操作,碘伏帽必须一次性使用 (6)腹透短管一般6个月更换一次,如有污染、破损或者开关失灵应立即更换 (7)临时停止腹透时,要每周进行腹膜透析液冲管处理	20		

二、 腹膜透析出口处换药

（一）目的

（1）预防腹膜透析管出口处的感染；

（2）及时发现出口处和隧道感染。

（二）操作方法

项目	实施要点	分值/分	得分/分	备注
操作准备(10分)	(1)护士准备　衣帽整洁、修剪指甲、常规六步法洗手、戴口罩、帽子	5		
	(2)评估环境　清洁、安静、安全			
	(3)用物准备　治疗车上层放置纱布(或者其他无菌敷料)、镊子、棉签、生理盐水、碘伏、乳胶手套,胶布,根据伤口情况配备过氧化氢、局部抗生素等,以及治疗卡	5		
	(4)患者准备　选择舒适体位			

项目	实施要点	分值/分	得分/分	备注
护理评估 (10分)	(1)评估患者意识、生命体征、合作情况	5		
	(2)评估腹膜透析管出口处 观察出口处周围有无发红、肉芽组织形成、结痂等;用手指按压皮下隧道及出口处皮肤,有无疼痛及压痛;沿皮下隧道方向由内向外挤压,看出口处有无分泌物流出,并观察分泌物性状。	5		
操作要点 (60分)	(1)备齐用物携至患者床旁,核对患者,拉上床帘(问候患者,营造温馨气氛,严格查对制度,杜绝发生差错)	5		
	(2)解释换药目的,注意事项(消除顾虑,取得合作)	5		
	(3)协助患者选择适当体位(在充分暴露出口处的原则下,注意患者的保暖及隐私)	5		
	(4)除去旧敷料,洗手,戴手套(严格无菌操作,防止发生院内感染)	15		
	(5)评估出口处情况(严格按照"一看二按三挤压"进行全面评估)	5		
	(6)若出口处是正常伤口,用生理盐水从出口处中间至周围环形清洁,碘伏消毒即可;若有肉芽组织,可用剪刀修平后凡士林覆盖;若有结痂,可用生理盐水软化后消除;若出口处有感染,可用过氧化氢清洗后再用生理盐水冲洗,根据出口处情况及细菌培养结果选用局部抗生素涂搽(严格无菌操作,清洗伤口应由内而外)	5		
	(7)选择大小适合的敷料贴于出口处(将出口处全面覆盖,并固定好短管)	5		
	(8)除去手套,并丢在医用垃圾袋内(避免院内感染)	5		
	(9)整理用物、洗手记录(医用废弃物应分类放置,重复使用用品,按要求处置,记录应准确客观)	10		

续表

项目	实施要点	分值/分	得分/分	备注
护理 指导 (20分)	(1)出口处换药的无菌观念 (2)出口处异常时处理方法 (3)覆盖出口处的敷料选择 (4)正确的淋浴方法 (5)腹透短管的固定方法	20		

（三）注意事项

（1）避免毒性剂进入隧道。

（2）不可用力去除痂皮。

（3）出口处换药 2～3 次/周，如合并感染应 1～2 次/天换药；敷料污染、潮湿或淋浴后应立即更换。

（4）选择透气性能良好的无菌敷料。

（四）简要步骤

（1）愈合良好的出口 查对→解释→备换药物品→患者取合适体位→去除旧敷料→暴露出口处→洗手→戴手套→评估出口处→生理盐水清洗出口处（由内而外）→碘伏消毒→待干→敷料固定→短管固定→洗手→记录。

（2）出口处有结痂 查对→解释→备换药物品→患者取合适体位→去除旧敷料→暴露出口处→洗手→戴手套→评估出口处→生理盐水软化出口处结痂→生理盐水清洗出口处（由内而外）→碘伏消毒→待干→固定敷料→固定外接短管→洗手→记录。

（3）出口处有肉芽组织生长 查对→解释→备换药物品→患者取合适体位→去除旧敷料→暴露出口处→洗手→戴手套→评估出口处→生理盐水清洗出口处（由内而外）→硝酸银烧灼肉芽组织→生理盐水再次清洗出口处（由内而外）→碘伏消毒→待干→固定敷料→固定外接短管→洗手→记录。

（4）出口处有脓性分泌物流出 查对→解释→备换药物品→患者取合适体位→去除旧敷料→暴露出口处→洗手→戴手套→评估出口处→生理盐水清洗出口处（由内而外）→行出口处分泌物培养→过氧化氢清洗出口处→生理盐水冲洗出口处→碘伏消毒→

局部用抗生素→待干→固定敷料→固定外接短管→洗手→记录。

三、 腹膜平衡试验（PET）

（一）目的

（1）用于评估患者的腹膜转运类型，帮助选择和调整最适合患者的透析方案。

（2）判断透析效果及预后。

（二）操作方法

项目	实施要点	分值/分	得分/分	备注
操作准备（15分）	(1)评估操作环境　宽敞明亮,适合操作	2		
	(2)护士准备　衣帽整洁、修剪指甲、常规六步法洗手、戴口罩	5		
	(3)用物准备　治疗车、加热 37℃ 2.5% 2L腹膜透析液1袋、碘伏帽1个、管路夹2个、速干手消毒液、输液架、磅秤、10mL注射器3付、一次性真空采血针1付、一次性真空采血管一根、止血带1条、棉签1包、弯盘1个、氯己定(洗必泰)消毒液1瓶、口罩2个	8		
评估患者（10分）	(1)评估患者灌入和引流腹膜透析液的时间、透出液的性状及超滤量	5		
	(2)观察患者有无不适,合作情况	5		

项目	实施要点	分值/分	得分/分	备注
操作要点 (65分)	(1)准备操作环境,遵医嘱备齐用物;护士戴口罩,协助患者戴好口罩。试验前夜,做标准 CAPD 治疗,将最后一袋腹膜透析液 2L 灌入腹腔内留腹 8~12h	5		
	(2)嘱咐患者仰卧或取坐位,在 20min 内引流出前夜保留 8~12h 那袋透析液,并测定其引流量	10		
	(3)将 37℃ 的 2.5% 2L 腹膜透析液以 200mL/min 的速度灌入腹腔内。每灌入 400mL 时,嘱患者左右翻身 3 次,变换体位。腹膜透析液全部灌入时开始计算时间(即 0h)	10		
	(4)0h、2h 时引流出腹腔内 200mL 透析液,摇动 2~3 次将透出液混匀后消毒加药口,用注射器留取 10mL 标本,其余 190mL 灌回腹腔内,分别检测葡萄糖、尿素氮和肌酐浓度	10		
	(5)2h 时同时留取血标本,检测血葡萄糖和肌酐浓度	10		
	(6)4h 后,取坐位用 20min 将腹腔内透出液全部引流到废液袋,摇动废液袋 2~3次将透出液混匀后消毒加药口,用注射器留取 10mL 标本,检测葡萄糖、尿素氮和肌酐浓度	10		
	(7)测定透出液量,计算超滤量	10		
护理指导 (10分)	(1)腹膜平衡试验的目的、意义	5		
	(2)腹膜平衡试验在腹膜透析术后 1 个月、每隔 6 个月、腹膜炎愈后 1 个月、临床出现超滤改变时重复	5		

(三)注意事项

(1)严格无菌操作,防止发生院内感染。

(2)严格按照操作时间灌入和引流出腹膜透析液,以保证化验结果的准确性。

（3）在整个操作过程中，腹膜透析液袋子应不离患者，保持悬挂位置。

四、 腹膜透析外接短管更换

（一）目的

定期更换，避免过度使用而导致的物理损伤。

（二）操作方法

项目	实施要点	分值/分	得分/分	备注
操作准备 （10分）	（1）操作前准备　按照无菌操作做好环境准备，保持环境清洁干燥；参加操作人员患者严格遵照六步洗手法清洁洗手；操作人员和患者佩戴口罩，以防感染	5		
	（2）用物准备　无菌纱布两块，无菌手套一副，60mL碘伏1瓶，腹膜透析外接短管一根，管路夹2个，碘伏帽1个，必要时血管钳（钳柄有保护套）1把	5		
评估患者 （10分）	（1）腹腔内有留腹膜透析液	5		
	（2）舒适的体位			
	（3）出口处和隧道口的情况	5		
	（4）患者合作程度			

项目	实施要点	分值/分	得分/分	备注
操作要点 (60分)	(1)备齐用物携至患者床旁,核对患者,协助患者正确佩戴口罩,拉上床帘(问候患者,营造温馨气氛,严格查对制度)	5		
	(2)解释更换短管的目的及注意事项			
	(3)协助患者取舒适的体位	5		
	(4)用管路夹在距离钛接头5~10cm处夹闭腹膜透析管(注意接口、管路是否无损,保持密闭)	5		
	(5)将用物处于备用状态(严格无菌操作,防止发生感染)	5		
	(6)分离钛接头和旧的外接短管,轻轻提起腹膜透析管将钛接头端浸泡于碘伏中15min(严格无菌操作,避免牵拉)	5		
	(7)戴无菌手套,用无菌干纱布擦净钛接头,并确定拧紧,取出新短管,连接并旋紧新短管(严格无菌操作,发生院内感染)	20		
	(8)去除腹膜透析管上的管路夹,打开短管开关,放出腹腔内部分透析液;如需换液操作,则按照常规进行;如无需换液,则关上短管开关,盖上碘伏帽	5		
	(9)整理用物(医用废弃物品分类放置,重复使用物品,按照要求处置)	10		
护理指导 (20分)	(1)更换短管的必要性。 (2)更换短管的时间 每隔6个月、污染、破裂、腹膜炎发生后。 (3)妥善固定短管,避免牵拉。 (4)尽可能在换液前更换外接短管	20		

五、自动化腹膜透析换液（APD）

（一）目的

（1）改善生活质量。

（2）减少腹膜炎发生率。

（3）提高透析充分性。

（二）操作方法

项目	实施要点	分值/分	得分/分	备注
操作准备（10分）	（1）护士准备　衣帽整洁、修剪指甲、常规六步法洗手、戴口罩	5		
	（2）用物准备　治疗车，APD 机器 1 台，按治疗量准备 2L 腹膜透析液 X 袋、碘伏帽 1 个、出口管夹 X 个、速干手消毒液、口罩 2 个	5		
评估患者（10分）	（1）评估患者既往病史、化验检查情况、生命体征、意识状况、有无水肿、有无腹膜透析禁忌证	5		
	（2）评估透析出口处情况	2		
	（3）观察机器是否正常运转，询问患者腹膜透析液灌入和引流是否通畅，透出液有无絮状物及浑浊	3		

项目	实施要点	分值/分	得分/分	备注
操作要点（70分）	（1）准备操作环境，遵医嘱备齐用物；护士洗手，戴口罩	5		
	（2）放置APD设备于治疗室内，开机自检，连接电源线，打开设备开关电源（设备的尾部），点击"启动"打开按钮开关（设备进行自检的同时在操作台上将要用到的腹膜透析液开包装，用管路夹将双联双袋中的废液端管路全部夹闭）	5		
	（3）遵医嘱设置治疗参数，包括治疗模式、总治疗量、最末留腹量、上次留腹量、每周期灌注量及留腹时间等参数	10		
	（4）按要求检查透析液质量后放置一袋腹膜透析液在加热盘内（透析液需盖过温度感测钮，天冷时需加温30~60min），直到机器面板上显示连接透析液袋时，先在补液杆上面悬挂需要用到的腹膜透析液，打开卡匣门，按正确方法置入管组后关门，关闭透析管组上的所有管夹，在设备最底部废液称上放置废液袋，将人体端的预冲袋倒挂在置物栏右侧的挂钩上。以上在装管路界面操作完成后点击"确定"，再次确认后进入连接管路阶段。根据界面提示将管路依次按照补液端到加热端再到废液端进行连接	15		
	（5）界面上提示确认开关状态时，需要检查补液端的管路是否处于正确的"开、关"状态。废液端管路上的采样口红色小夹子是否处于关闭状态，确认这两处正确后折去腹膜透析液上的所有绿色折头	5		

续表

项目	实施要点	分值/分	得分/分	备注
操作要点 (70分)	(6)预冲的口诀"两蓝两红夹其一,常按M键,观察被冲管路中是否存在气泡直至无气泡后松手,两蓝两红交替再来一次。"预冲管路后,将刚刚夹闭的管路恢复成开的状态	5		
	(7)配置完成后会出现报警音,届时点击"确定"进入连接患者界面。选择断开交流电,将设备推到患者床旁进行上机,协助患者佩戴好口罩。观察机器的运转情况,评估患者的生命体征和主诉,及时处理报警	5		
	(8)腹膜透析治疗结束,评估患者的生命体征、超滤量及透出液的性状并记录(按上下键记录:0周期引流量、总脱水量、留置时间)	10		
	(9)按照机器的指引分离患者(洗手、戴口罩、按绿色键、关闭所有管夹、分离管组、盖上碘伏帽)	5		
	(10)整理用物,洗手记录(丢弃管组、按绿色键、关机)	5		
指导患者 (10分)	(1)配合的技巧	5		
	(2)必要时培训患者居家APD的操作技术和处理报警的技巧	5		

（三）注意事项

（1）使用者培训后上岗。

（2）严格无菌操作,严格遵守操作规程。

（3）APD管路每日更换。

（4）机器报警时需要仔细检查可能发生的原因并予以排除。

（5）专人保管、定位放置、定期检查维修,每次用毕机身用清洁半干抹布擦拭。

附录A

腹膜透析肾友同伴教育
文章选登

"肾友会"的最终目的是使患者建立健康的行为,提高患者的自我管理能力。应用实例分享,评选透析达人,让透析达人在"肾友会"上进行经验交流,用激励的方式不断让其他患者树立信心。近年来,国内外越来越多的学者和研究者证实,以同伴支持教育为主导的慢性病健康教育模式是有效的。

第一篇

我是一名来自农村的普通患者,文化程度不高,也没有正式参加过工作。在 2010 年时我查出了肾病,检查报告显示肌酐值偏高,但还没有达到要做透析的程度。那时候,什么是肾病、什么是肌酐高。我一无所知,只知道自己生病了,于是就开始到处求医,中药、西药,一直在吃,我很积极地配合治疗,控制病情,就这样治疗了几年。

直到 2014 年,病情开始无法控制,肌酐升到 $800\mu mol/L$ 多,肾病发展到了终末期。在四处求医的过程中我听说针对终末期肾病的治疗方法就是透析和肾移植。但是我的家庭情况并不是很好,肾移植需要好几十万,对于我的家庭来说,负担太大。而对于透析,我没有接触过,身边也没有几个做透析的人。我心里非常害怕、恐惧,但我也深知,生病了,怕是没有用的。母亲为了我四处奔波,到处问人。咨询医生说"得了这个病,无药可医,不是做肾移植,就是选择透析,只有这样子,才能够活下去。"从那以后我就开始了解透析。

在向医生充分了解肾脏替代治疗的方法后,我选择做腹膜透析,到现在已透析 3 年多了。从开始透析到现在,我都是没有工作的,心里一直觉得很难受,觉得自己是一个没有用处的人,我开始不停地问自己:难道我的人生就这样子废了吗?还有意义吗?

其实在 2 年前我第一次接到病危通知书时我偷偷写了一封遗书,这遗书是写给我父母的,因为不知道自己还能活多久。庆幸的是,我被成功抢救回来了。从那以后,我就不再想人生意义这个问题了，因为我发现最重要的就是把现在的事情做好，不去看以前，也不去想以后，活好当下，只有活好当下，我才可能有以后，一味的胡思乱想，起不到任何作用，所以，我现在只有一个目标，好好地做透析，好好地配合医生做治疗。要控制饮食，不要怕麻烦。

我现在把透析当做身体的一部分，日常的一部分，人需要一日三餐，我也把透析当做我的一日三餐再加个点心，这么一想，透析就不那么难接受了。现在的我跟透析成了"朋友"，我不再排斥它了。所以，我以自己的经历告诉大家，透析不可怕，终末期肾病也不可怕，好好做透析，也可以跟正常人一样，生活得很好。我们肾友也经常组织出去活动，同样也可以游山玩水，也同样可以有朋友。我想告诉大家，腹透之后并不是每天只能待在家里，其他什么都不能做。我们只要把腹透做好了，把时间安排好了，也可以和正常人一样出去玩，也照样可以工作和生活，我们不要有太大的心理负担。因为我们的存在，就是对我们家人最好的安慰。腹透，你越是排斥它，麻烦就越会跟着你，我们选择不排斥它，那些麻烦就会"不见了"。大家更要记住曹护士长的一句话："活着不是为了透析，透析是为了更好地活着！"

第二篇

我是一名80后的腹膜透析患者，也是一名教师。记得那是2009年的6月，六一节刚过，我忽然间发现自己在体型上有一些变化，很自然地称了一下体重，让我更加认定自己就是胖了。我没有意识到，这是身体出现了问题。后来是母亲发觉我整个人在外形上有些肿，家人建议我去医院检查。到医院看了医生，也抽血化验了，检查结果显示肌酐已经1000µmol/L多了，医生当时下了诊断——终末期肾病，已经很严重了，建议立即住院治疗。我顿时感到很迷茫，对于这个疾病，我一无所知，更是茫然无措。医生给了两个治疗方案，一个是血透，一个是腹透，我和家里人当时不知道什么是血透，什么是腹透，更不懂是血透好，还是腹透好。我的主治医生很耐心地给我讲解。血透，治疗一次需要 4h，而腹膜透析对于我个人上班而言，会更方便一些，于是我选择了腹透。

腹膜透析治疗一个月后我的病情开始稳定，医生准许出院了，我重新回到了工作岗位。老师这个职业有规律的作息时间，让我可以合理安排透析时间。每天我大约 7 时留腹透析一袋去上班，中午回宿舍换液后再留腹膜透析一袋，14 时去上班，到了 16 时下班回家再换液留腹膜透析一袋。21 时，我透析换液后留腹一袋就可以去睡觉了。或许常人觉得每天要 4 袋的腹膜透析既复杂又耗时，但是腹膜透析让我在治疗的同时并不耽误工作。

持续几年的透析，效果都不错，可能是由于自己在饮食方面控制得不好，血压开始变高，血压最高的一次 200mmHg 多，晕倒后被家人送往医院，昏迷了 5 天才醒过来。醒来后，我感觉整个人迷迷糊糊的，不清楚发生了什么，但我知道，我又回到了医院，当时有过绝望，想过放弃，放弃自己坚持了几年的透析，我开始变得对生活没有了期待，但是真的很感谢肾内科的医生和护士，他们一直细心地照顾我、安慰我，我的家人也给了我很大的支持，我相信我能活到现在也是他们的功劳。同时，也很感谢医院 QQ 肾洁群及微信群里的肾友们，他们安慰我。鼓励我。大家彼此扶持一路走过来的，越来越像个大家庭，我们还组织一起去鼓岭，这是我生病之后梦寐以求的事情——和正常人一样出去游玩，是他们帮我实现了！

人活着开心是一天，不开心也是一天，既然这样，那我们何不就开开心心地过好每一天。生病了，心态很重要，有些人生病了，在家里胡思乱想，觉得自己的人生因为生病就没有什么意义了，是没用的人，但其实不是，我们生病了，我们的人生也可以有价值，同样可以有未来。我们把它当做人生的考验，我们把它看过去了，我们的未来就是美好的。

附录B

相关表格

一、 发生腹膜炎时调查问卷

1. 患者个人
□指甲长
□ 进食不洁食物
□未 2～3 次/周洗澡
□盆浴或游泳
□未定期更换内衣
□ 腰带有污渍
2. 环境
□窗户打开
□空调对流风
□无关人员走动
□饲养宠物
□未湿式打扫
□未 1～2 次/日紫外线消毒
□灯光昏暗
□工地附近
□未擦洗操作台面
□其他____
3. 操作情况
□换液前未更衣
□未规范佩戴口罩
□未规范六步洗手
□未消毒环境
□双手污染
□自行加药方法错误
□触碰无菌点处理不当

□操作中双联连接系统脱离处理不规范
□透出液逆流入腹腔
□重复使用碘伏帽
□未检查透出液
□出现异常负超
□复用透析液袋
□透析液浑浊
□发现腹膜透析液袋及管路渗漏继续使用
□未检查碘伏帽有效期、质量
□腹膜透析液加热方式错误

4. 腹透换液执行者
□未经培训考核
□视力不佳

5. 外口情况
□外口炎症
□ 隧道炎症
□未按时进行出口处护理
□消毒液未干就覆盖敷料
□无敷料覆盖
□未妥善固定腹膜透析管
□牵拉腹膜透析管

6. 合并其他感染
□呼吸系统
□泌尿系统
□生殖系统
□腹腔脏器
□皮肤
□五官
□便秘

□腹泻

□侵入性操作前未预防性用药

7. 腹膜透析用品

□膜膜透析液存放不合格过期

□碘伏帽存放不合格过期

□上网购买碘伏帽

□上网购买废液袋

8. 出现腹膜炎时表现

□透出液浑浊

□发热

□腹痛

□超滤减少

□腹泻

再次换液操作考核：＿＿＿分，考核者＿＿＿。

存在的问题＿＿＿＿＿＿＿。

评估者：＿＿＿。

二、 生活质量问卷

病人姓名　　　　　　　　　　　日期

第一部分：生活质量问卷（KDOQI SF™）

1. 你认为你的健康状况总的来说：

极好……………1　很好…………2　好…………3

一般…………4　差…………5

2. 你认为你的健康状况与1年前相比：

比1年前好多了……1　比1年前好一些……2

跟1年前差不多……3　比1年前差多了……4

以下项目是关于一些活动的。你的健康状况是否限制了这些活动，如果是，有多严重？

（每一行选一个数字）

问题	是的，很受限制	是的，有一点受限制	不，根本没限制
3. 强体力活动，如：跑步、抬重物，参加紧张的运动会等	1	2	3
4. 中强度体力活动，如：搬桌子，打保龄球，打高尔夫球等	1	2	3
5. 搬杂物	1	2	3
6. 爬几层楼	1	2	3
7. 爬一层楼梯	1	2	3
8. 弯腰，屈膝	1	2	3
9. 行走 2km 以上	1	2	3
10 行走几个街区	1	2	3
11. 行走 1 个街区	1	2	3
12. 自己洗澡或穿衣	1	2	3

在过去的 30 天里，你是否因为你的身体健康状况，在工作或其他日常活动中，有以下问题？（每行选 1 个数字）

问题	是	否
13. 减少工作或其他活动的时间	1	2
14. 较你所希望的完成得少	1	2
15. 工作或其他活动的种类受限	1	2
16. 工作或其他活动有困难（例如，须额外努力）	1	2

在过去的 30 天里，你是否因为情感问题如焦虑、抑郁，而在工作或其他日常活动中有以下问题？（每行选 1 个数字）

问题	是	否
17. 减少工作或其他活动的时间	1	2
18. 较你所希望的完成得少	1	2
19. 工作或其他活动不如平常	1	2

20. 在过去 30 天里，你的健康状况或情感问题对你与家人、朋友、邻居、团体的正常社交，影响程度（请选择一项）

根本没有………1 轻度…………2 中度………3

较严重 ………4 极严重………5

21. 在过去 30 天里，是否感到身体疼痛？（请选择一项）

无………1 很轻………2 轻度………3

中度………4 严重………5 很严重………6

22. 在过去的 30 天里，疼痛影响你的正常工作有多严重？（包括家务及家庭以外的工作）

根本没有 ………………………1

有一点 ………………………2

中度 ………………………3

较严重 ………………………4

极严重 ………………………5

以下问题是有关在过去 30 天里，你的感觉及与周围关系如何，对每一个问题，请选一个最接近你自己感觉的答案。

在过去 30 天里，你觉得以下情况发生的频率（每题选 1 个数字）

问题	所有时间	大多数时间	比较多时间	一些时间	很少时间	没有
23. 你觉得劲头十足吗？	1	2	3	4	5	6
24. 你曾非常紧张吗？	1	2	3	4	5	6
25. 你觉得沮丧，以至于任何事物都不能使你振奋吗？	1	2	3	4	5	6
26 你感觉安静平和吗？	1	2	3	4	5	6
27. 你觉得自己充满活力吗？	1	2	3	4	5	6
28. 你觉得忧伤、沮丧吗？	1	2	3	4	5	6
29. 你觉得精疲力竭吗？	1	2	3	4	5	6
30. 你是个快乐的人吗？	1	2	3	4	5	6
31. 你觉得累吗？	1	2	3	4	5	6

32. 在过去的 30 天里，你的社会活动（例如拜访朋友、亲戚等）受你的健康状况及情绪影响吗？（选 1 个数字）

所有时间 ……………………1

大多数时候 ··············2

有些时候 ··············3

偶尔 ··············4

从无 ··············5

以下情况对于你是否正确？（每题选1个数字）

问题	非常正确	比较正确	不知道	错误	非常错误
33. 我似乎比其他人稍易得病	1	2	3	4	5
34. 我和我认识的人一样健康	1	2	3	4	5
35. 我估计我的健康情况将更差	1	2	3	4	5
36. 我的健康很好	1	2	3	4	5

三、 Hamilton 抑郁等级量表

1. 抑郁心境（感到悲伤、绝望、无依无靠、无用）

0—不存在

1—只有在问到时才诉述这些感觉情况

2—在谈话中自发地表达这些感觉情况

3—不用语言也可以通过面部表情、姿势、声音或欲哭中流露这种情绪

4—患者的自发言语和非言语性表达（表情、动作），几乎完全表现这种情绪

2. 罪恶感

0—没有

1—自我责备，感到自己连累他人

2—认为自己犯了罪或反复思考过去的错误与过失

3—认为现在的病是对自己错误的惩罚、或有罪恶妄想

4—罪恶妄想伴有威胁性幻觉

3. 自杀

0—不存在

1—感觉自己活着没意义

2—希望自己已经死去，或者有自己可能死去的任何想法

3—自杀念头或表示

4—企图自杀

4. 失眠（早期）

0—入睡没有困难

1—诉说偶尔入睡有困难，即超过半小时

2—诉说每夜入睡都有困难

5. 失眠（中期）

0—没有困难

1—诉说在夜晚不安稳和有干扰

2—夜晚醒来，因为任何原因而起床除了去厕所外

6. 失眠（晚期）

0—没有困难

1—早上醒得早但能再入睡

2—如果病人起床就不能再入睡

7. 工作和活动

0—没有困难

1—与活动、工作或业余爱好有关的无能力、疲劳或虚弱的想法和感觉

2—自发地直接或间接表达对活动、业余爱好或工作失去兴趣，如患者感到无精打采、犹豫不决、不能坚持或者需要强迫自己去工作或活动

3—活动时间减少或者成效降低，住院患者除了病房的日常零星工作外，每天花在活动（医院任务或业余爱好）上的时间不到 3h

4—由于目前的疾病而停止工作；住院患者除病房的日常事务外没有其他活动，或者没有人帮助就不能完成病房的日常事务

8. 阻滞（指思维和言语缓慢；注意力难以集中，主动性减退）

0—正常思维和言语

1—交谈时稍阻滞

2—交谈时明显阻滞

3—交谈困难

4—完全木僵（不能回答问题）

9. 激越

0—没有

1—坐立不安

2—玩手、头发等

3—走来走去不能坐定

4—搓手、咬指甲、扯头发、咬嘴唇

10. 精神性焦虑

0—无困难

1—主观紧张和易激惹

2—为小事烦恼

3—从表情或言谈中流露出明显忧虑

4—没有疑问地表现出惊恐

11. 躯体性焦虑（焦虑的生理症状，如胃肠道—口干、腹胀和不消化、腹泻、胃痛性痉挛、嗳气；心血管系统—心悸、头痛；呼吸系统—过度换气、叹气；尿频；出汗）

0—没有

1—轻度

2—中度

3—严重

4—失能（严重影响生活和活动）

12. 胃肠道症状

0—无

1—食欲减退，但不需要他人鼓励便自行进食

2—进食须他人催促

13. 全身性躯体症状

0—没有

1—四肢、背部或颈部有沉重感、背痛、头痛、肌肉疼痛、没有精力、疲劳

2—存在明确的症状

14. 性症状（如性欲丧失、月经紊乱）

0—无症状

1—轻度

2—重度

15. 疑病症

0—不存在

1—对身体自我专注

2—对健康的偏见

3—经常说自己有病，要求帮助等

4—疑病妄想

16. 自知力

0—承认有抑郁和有病，或者现在没有抑郁

1—承认有病，但归咎于食物不好、气候、工作过度、病毒感染、需要休息等

2—根本否认有病

17. 体重减轻（根据病史评定）

0—体重未减轻

1—也许有与现在的病有关的体重减轻

2—确实体重减轻（根据病人的报告）

临床常用前 17 项结果判定，抑郁积分＞24 重度抑郁，＞17 轻中度抑郁，＜17 无抑郁。

四、 Hamilton 焦虑等级量表

项目	测定值/分			
	1	2	3	4
A. 焦虑心境（Anxious mood）担心担忧感到有最坏的事将要发生，容易激惹				
B. 紧张（Nervous）紧张感、易疲劳、不能放松、情绪反应，易哭、颤抖、感到不安				
C. 害怕（Fears）害怕黑暗，易醒，睡得不深、多梦、夜凉、醒后感疲惫				
D. 失眠（Insomnia）难以入睡、陌生人、一人独处、动物、乘车或旅行及人多的场合				
E. 认知功能（Cognitive）或称记忆、注意障碍，注意力不能集中，记忆力差				
F. 抑郁心境（Depressed mood）丧失兴趣，对以往爱好缺乏安全感、抑郁、早醒、昼重夜轻				
G. 躯体性焦虑 肌肉系统（Somatic anxiety muscular）肌肉酸痛，活动不灵活，肌肉抽动、肢体抽动、牙齿打颤、声音发抖				
H. 躯体性焦虑 感觉系统（Somatia anxiety sensory）视物模糊，发冷发热，软弱无力感，浑身刺痛				
I. 心血管系统症状（Cardiovascular symptoms）心动过速，心悸，胸痛，血管跳动感，昏倒感，心搏脱漏				
J. 呼吸系统症状（Respiratory symptoms）胸闷、窒息感、叹息、呼吸困难				
K. 胃肠道症状（Gastrointestinal symptoms）吞咽困难、嗳气、消化不良（进食后腹痛、腹胀、恶心、胃部饱感），肠动感，肠鸣，腹泻，体重减轻，便秘				
L. 生殖泌尿系统症状（Genito-urinary symptoms）尿意频数、尿急、停经、性冷淡、早泄、阳痿				
M. 自主神经系统症状（Autonomic symptoms）口干、潮红、苍白、易出汗、起鸡皮疙瘩、紧张性头痛、毛发竖起				

续表

项目	测定值/分			
	1	2	3	4
N. 会谈时行为表现(Behavior at interview) (1)一般表现 紧张、不能松弛、忐忑不安、咬手指、紧紧握手、摸弄手帕、面肌抽动、不宁顿足、手发抖、皱眉、表情僵硬、肌张力高、叹气样呼吸、面色苍白 (2)生理表现 吞咽、安静时心率快、呼吸快(20 次/分以上)、腱反射亢进、震颤、瞳孔放大、眼睑跳动、易出汗、眼球突出				
Hamilton 焦虑等级量评分				

Hamilton 焦虑等级量表共 14 项,每项评分为 4 个等级,分别为:1. 症状轻微;2. 有肯定症状,但不影响生活与活动;3. 症状重,需加处理,或正影响生活与活动;4. 症状极重,严重影响其活动。将 14 项指标评分总和,若总分＞29 分为严重焦虑;＞21 分为明显焦虑;＞14 分为肯定有焦虑;＞7 分为可能有焦虑;＜7 分为没有焦虑。

五、 患者腹膜透析换液操作步骤

1. 环境及个人准备
(1) 擦桌子。
(2) 洗手。
(3) 戴口罩。
2. 检查透析液
(1) 检查透析液温度、浓度、保质期、包装是否完整。
(2) 检查透析液是否有沉淀絮状物。
(3) 将透析液袋挂在输液架,废液袋放在地上的干净盆中。
3. 连接透析管路
(1) 拉开透析液管路上的拉环。
(2) 拧开外接短管上的碘伏帽。
(3) 将外接短管与透析液管路迅速对接并紧。

4. 引流

打开外接短管的滚动夹子，将腹腔中的液体排入废液袋中。

5. 排气

（1）关闭腹膜透析导管的滚动夹子。

（2）将管路夹子夹住腹膜透析液引流的管路上，折断绿色折断塞。

（3）打开管路夹，排净入水管路中的空气并夹毕腹膜透析液引流管路。

6. 灌入

（1）检查入液管路中无空气后打开外接短管上的滚动夹，将透析液灌入腹腔。

（2）灌入完毕，将外接短管上的滚动夹关闭。

（3）用管路夹夹毕入液管路。

（4）检查碘伏帽的有效期且包装无破损，打开包装。

（5）取下透析液管路，取出碘伏帽盖在外接短管的接口处拧紧。

（6）收好透析管。

7. 检查透出液是否清亮，（将引流出的液体毛面朝下，放在碘伏帽有字面上），能看清字为清亮。称重并记录超滤量

8. 收拾用物

六、 腹膜透析病历首页

腹膜透析 ID 号　姓名　随访时间　年　月　日

随访方式（□电话，□门诊，□住院，□家访）

评估项目状况及描述

腹膜透析方案

□ CAPD，□ IPD，□ APD，其他

PD 处方

体重（目前体重）　　kg（□干腹，□留腹）目标体重　　kg

血压　　／　　mmHg

一般情况

食欲　□好，□尚可，□不佳，　两/早餐，　两/中餐，两/晚餐

营养状态　□消瘦，□正常，□肥胖

精神状态　□好，□一般，□差

睡眠　□正常，□偶尔失眠，□经常失眠，□嗜睡，□使用药物

睡眠时间：　　h/d

症状体征

心血管系统：□心慌/胸闷，□心前区疼痛，□头昏/头痛，其他

呼吸系统：□咽痛，□咳嗽/咳痰，□胸痛，□呼吸困难，其他

消化系统：□恶心/呕吐，□腹泻，□便秘，□腹胀，□反酸/嗳气，其他

泌尿系统：□尿频/尿急/尿痛，□尿不尽，□血尿，其他

其他：

腹膜透析相关状况

□引流不畅，□单向梗阻，□双向梗阻，□管周渗漏，□涤纶套外露

□疝，□腹壁及外周生殖器水肿，□胸水，□腰背痛，

□血性透出液，□透出液浑浊，□出液疼痛，□入液疼痛

其他：

出口感染　□无　□有　培养/涂片：病原菌

隧道炎　□无　□有　培养/涂片：病原菌

腹膜炎　□无　□有

腹膜炎

症状体征

□透出液浑浊，　□腹痛，　□畏寒，　□发热，　□恶心、呕吐

□超滤量减少，　□引流不畅，　□堵管，　□腹泻，　□出口处红肿

腹膜刺激征　□无　□有

参考文献

[1] 陈香美主编. 血液净化标准操作规程. 北京：人民军医出版社，2010.

[2] 陈香美主编. 腹膜透析标准操作规程. 北京：人民军医出版社，2011.

[3] 余学清主编. 腹膜透析治疗学. 北京：科学技术文献出版社，2007.

[4] 王质刚主编. 血液净化学. 第3版. 北京：北京科学技术出版社，2010.

[5] 梅长林，叶朝阳，赵学智主编. 实用透析手册. 北京：人民军医出版社，2003.

[6] 汪涛. 持续性质量改进（CQI）在腹膜透析中心管理中的应用. 中国血液净化，2006，5（2）：121-122.

[7] 文艳秋主编. 实用血液净化护理培训教程. 北京：人民卫生出版社，2010.

[8] 林惠凤主编. 实用血液净化护理. 上海：上海科学技术出版社，2005.

[9] 钱桐荪主编. 肾病学. 北京：华夏出版社，2001.

[10] 季大玺. 终末期糖尿病肾病应选择何种透析方式. 中国中西医结合肾病杂志，2010，11（9）：753.

[11] 蒋红利主编. 血液净化手册. 北京：科学出版社，2008.

[12] 万雁雁主编. 特殊科室护理管理. 北京：军事医学科学出版社，2009.

[13] 杨晓梅，王革主编. 血液透析中心培训手册. 北京：人民军医出版社，2010.

[14] 钟慧，徐正洪，沙朝晖等. 腹膜透析患者的门诊随访依从性分析及对策. 四川医学 2007，28（8）：847-848.

[15] 黎磊石，季大玺主编. 连续血液净化. 南京：东南大学出版社，2004.

[16] 刘焱，常敏，熊焰. 腹膜透析护理及预防腹膜炎的培训. 临床和实验医学杂志，2008，7（8）：169.

[17] 刘晓宏，张碃桓，徐彬玉等. 系统性健康教育对血液透析病人遵医行为与生存质量的影响. 当代护士（学术版），2007.2：71-72.

[18] John T. Daugirdas，Peter G. Blake，吴兆涛. 透析手册. 第4版. 张小东主译. 北京：人民卫生出版社，2010.

[19] 舒贵扬，洪富源主编. 肾病饮食疗法. 福州：福建科学技术出版社，2010.

[20] 潘长玉主译. Joslin糖尿病学，第14版. 北京：人民卫生出版社，2007.

[21] 张莉. 老年糖尿病人的饮食指导. 全科护理，2009，7（2）：459.

［22］杨文英．糖尿病防治现代观念．北京：西苑出版社，2007.

［23］纪立农主编．中国糖尿病患者胰岛素使用教育管理规范．天津：科学技术出版社，2011.

［24］母义明，尹士男，纪立农主编．胰岛素泵规范治疗教程．北京：人民军医出版社，2011.

［25］中华人民共和国卫生部疾病控制司主办．细说糖尿病．北京：中国科学文化音像出版社．

［26］中华糖尿病杂志指南与共识编写委员会编著．中国糖尿病药物注射技术指南 2016 版．中华糖尿病杂志，2017，9（02）：79-105.

［27］中华医学会糖尿病学分会糖尿病教育与管理学组编著．中国糖尿病护理及教育指南．2009.

［28］中国营养学会编著．中国居民膳食指南．北京：人民卫生出版社，2016.

［29］陈香美主编．实用腹膜透析操作教程．北京：人民军医出版社，2013.

［30］梁晓坤主编．护理学：营养与排泄．北京．中国协和医科大学出版社，2002.

［31］中华人民共和国卫生部编．健康 66 条．北京：人民卫生出版社，2011.

［32］刘力生主编．中国高血压防治指南．卫生部疾病预防控制局 高血压联盟（中国）、国家心血管病中心，2010.

［33］胡大一著．国人健康手机号．北京：人民军医出版社出版，2009.

［34］胡大一，李宁，成向东主编．胡大一教你高血压就该这样吃．北京：中国轻工业出版社出版，2011.

［35］王宪衍主编．高血压．中国医药科技出版社出版，2010.

［36］陈竺．卫生部腹膜透析培训示范中心工作会议上的讲话．卫生政务通报，第16 期．2011.

［37］倪兆慧，金海姣．自动化腹膜透析的新应用．中华肾病研究电子杂志，2015，4（1）：10-11.

［38］孙柳，苏春燕等．门诊腹膜透析患者分层分级管理的实践．中国护理管理，2012，12.

［39］唐爱当，林宏初等．有氧运动联合饮食干预对控制腹膜透析患者容量负荷的效果观察．临床护理杂志，2010，8（4）：15-16.

［40］程磊，毛振阳．有氧运动的若干理论问题的回顾与展望．体育科技文献通报，2007，15（3）：35-38.

[41] 王海燕主编.肾病临床概览.北京：北京大学医学出版社，2009.

[42] Mitch，W.E.刘岩译.肾病营养治疗手册.第6版.北京：人民卫生出版社，2014.